AF499721

DES MANIFESTATIONS

OPHTALMOSCOPIQUES

DE LA

MÉNINGITE TUBERCULEUSE

PAR

LE DR A. DUCAMP

Chef de clinique médicale à la Faculté de médecine de Montpellier
Interne lauréat des hôpitaux de Montpellier
Ancien préparateur suppléant du Laboratoire de clinique médicale à la Faculté de médecine
Membre de la Société de médecine et de chirurgie pratiques de Montpellier
et du Comité de rédaction du *Montpellier médical.*

PARIS
LECROSNIER ET BABÉ, LIBRAIRES-ÉDITEURS
23, Place de l'École-de-Médecine, 23

1889

DU MÊME AUTEUR

Recherches sur la température normale des vieillards. — En collaboration avec M. le professeur agrégé Mossé (*Gazette hebdomadaire des sciences médicales de Montpellier*, 1886, n° 44).

Deux Cas d'irritation sympathique traités par l'amputation du segment antérieur de l'œil. — Communication à la Société de médecine et de chirurgie pratiques (*Montpellier médical*, février 1888).

Tuberculose infantile et Localisations cérébrales. — Trois cas de tuberculose infantile, dont l'un est confirmatif de la doctrine des localisations cérébrales; observations et autopsie. Avec planche (*Montpellier médical*, août 1888).

Bulletin annuel de la clinique ophtalmologique de la Faculté de Montpellier. — En collaboration avec M. le professeur agrégé Truc (*Montpellier médical*, décembre 1888 et janvier 1889).

ERRATA

Page 26, ligne 15, au lieu de or, lisez car.
Page 55, ligne 19, au lieu de étudié, lisez établi.
Page 72, ligne 27, au lieu de observation VII, lisez observation VI.
Page 73, ligne 6, au lieu de observation VIII, lisez observation VII.
Page 77, ligne 4, au lieu de innamatoires, lisez inflammatoires.

Montpellier, Imprimerie centrale du Midi. — Hamelin frères.

DES MANIFESTATIONS

OPHTALMOSCOPIQUES

DE LA

MÉNINGITE TUBERCULEUSE

DES MANIFESTATIONS

OPHTALMOSCOPIQUES

DE LA

MÉNINGITE TUBERCULEUSE

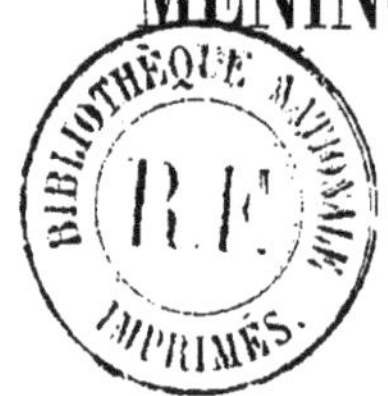

PAR

LE Dr A. DUCAMP

Chef de clinique médicale à la Faculté de médecine de Montpellier
Interne lauréat des hôpitaux de Montpellier
Ancien préparateur suppléant du Laboratoire de clinique médicale à la Faculté de médecine
Membre de la Société de médecine et de chirurgie pratiques de Montpellier
et du Comité de rédaction du *Montpellier médical*.

PARIS
LECROSNIER ET BABÉ, LIBRAIRES-ÉDITEURS
23, Place de l'École-de-Médecine, 23

1889

INTRODUCTION

INTRODUCTION

Les altérations que l'ophthalmoscope révèle dans les membranes profondes de l'œil sont de nature très-diverse, quand on les examine au point de vue de leur facteur étiologique. C'est ainsi qu'elles peuvent nous apparaître comme primitives ou ne reconnaissant d'autre cause que l'hérédité (1). Mais ce ne sont pas là les cas les plus nombreux, car il en est beaucoup qui doivent leur origine à une maladie générale, dont elles sont symptomatiques ou dépendantes.

Que cette maladie soit une diathèse, une intoxication ou une infection microbienne, peu importe. Tout le monde connaît l'influence de la syphilis, de la tuberculose généralisée, de l'albuminurie, du diabète, de la leucémie, sur les altérations du fond de l'œil; le rhumatisme doit également être compris dans cette énumération (2). Les amblyopies toxiques sont également connues. La diphthérie et la fièvre typhoïde (3) ont pu, à leur tour, être incriminées.

D'autres fois, et l'opposition est manifeste, ces mêmes altérations du fond de l'œil proviennent de causes tout à fait locales et dont le siége est dans l'œil lui-même ou dans l'orbite.

(1) Benson, *Des Causes d'atrophie du nerf optique autres que le glaucome* (*British medical Journal*, 1885, t. II, p. 686).

Habershon, *Hereditary optic Atrophy* (*the Lancet*, 29 octobre 1887).

Norris, *Atrophie héréditaire du nerf optique* (*Transaction of the american ophthal. Society*, 20e annual meeting. Boston, 1885).

(2) Roy, *de la Névrite optique rhumatismale* (thèse de Paris 1886).

(3) Oglesby, *Lésions du fond de l'œil dans le cours de la fièvre typhoïde* (*Brain*, I, p. 2. *Union médicale*, 10 juillet 1883.)

Le système nerveux périphérique ou central peut être aussi le point de départ des troubles oculaires ; les exemples abondent de papille ataxique et de névrite optique liée à une tumeur cérébrale.

L'élément étiologique qu'apportent les malformations du crâne (1) et les inflammations des méninges ne saurait être nié.

C'est aux manifestations intra-oculaires reconnaissant cette dernière cause que nous nous proposons de consacrer ce travail, et nous nous limiterons à celles qui ne relèvent que de la méningite tuberculeuse. L'importance de l'ophtalmoscopie dans les affections méningitiques est grande ; elle peut, recherchée et mise en pratique par le médecin, fournir les éléments certains d'un diagnostic jusqu'alors douteux, et lui permettre ainsi de prédire une à une les diverses phases que chaque jour de la maladie fera se dérouler.

Ce n'est pas tout encore ; d'autres fois l'ophtalmoscopie viendra s'imposer à son attention dans des circonstances plus pénibles : un enfant aura eu une méningite, aiguë ou chronique, dont il aura guéri, et petit à petit il se sera acheminé vers la cécité, il sera devenu amaurotique.

Les quelques faits que nous avons observés nous paraissent se rattacher à la méningite tuberculeuse et à cette terminaison peu connue, et ils nous ont paru d'autant plus intéressants à rapporter que, si jusqu'à maintenant on a fait voir l'importance de l'ophtalmoscopie comme moyen de diagnostic, on a fait peu de chose pour attirer l'attention sur ces altérations du fond de l'œil, qui viennent s'installer avec quelques poussées de méningite chronique ou qui succèdent à une méningite nettement caractérisée qui a guéri.

(1) Hirschberg, *Un nouveau cas d'affection du nerf optique avec malformation du crâne* (*Centrabl. f. prakt. Augenheilk.*, janv. 1885).

Stood, *Deux cas d'amaurose accompagnés de déformations crâniennes* (*Klin. Monatsbl. f. Augenheilk.*, juillet 1884).

A l'occasion des cas que nous avons vus, nous nous proposons d'étudier la question d'autant plus volontiers que les faits similaires sont épars, et, en rapprochant nos observations de celles que nous avons prises dans la littérature médicale, de faire une étude générale, d'écrire en somme un chapitre d'ophtalmoscopie médicale. Nous mettrons en relief certains points, notamment l'atrophie optique relevant, au point de vue étiologique, d'une méningite tuberculeuse guérie.

Nous aurions voulu pouvoir vérifier bien des faits, les soumettre à un contrôle anatomique ou expérimental; mais les circonstances, qui nous imposent la hâte de terminer ce travail, nous font y renoncer.

Le plan que nous suivrons dans cette étude est fort simple :

Le premier chapitre sera consacré à l'historique.

Le second à l'étude des lésions, à l'anatomie pathologique.

Le troisième, au mode de production des troubles intra-oculaires de la méningite, à la pathogénie et à l'étiologie.

Le quatrième comprendra l'étude clinique des symptômes, dans leur ordre chronologique d'apparition, qu'ils soient contemporains de l'affection méningitique ou qu'ils soient, au contraire, la conséquence finale d'une altération méningitique antécédente.

C'est dans le cinquième que nous étudierons sur quelle base est posé le diagnostic.

Le sixième indiquera ce qu'il faut penser de l'avenir des troubles intra-oculaires méningitiques.

Enfin le septième comprendra les divers traitements qu'on peut leur opposer.

DES MANIFESTATIONS
OPHTALMOSCOPIQUES
DE LA
MÉNINGITE TUBERCULEUSE

CHAPITRE PREMIER

HISTORIQUE

Les rapports de l'amblyopie ou de l'amaurose avec les affections intra-crâniennes sont d'observation médicale assez ancienne.

Dans la première moitié de ce siècle, les observations d'atrophie optique consécutive à des épanchements hydrocéphaliques, à des tumeurs du cerveau, à des tubercules, ne sont pas rares, et les noms de Hutin, de Tissier, de Parise et de Cruveilhier, pour ne citer que ceux-là, suffisent pour le rappeler. Ce sont là des faits bien analysés sans doute pour l'époque.

Mais l'étude des lésions intra-oculaires de la méningite ne commence véritablement qu'à la découverte de l'ophtalmoscope.

Quand la découverte d'Helmholtz eut permis au médecin de voir ce qui se passe au fond de l'œil, de voir sur le vivant les moindres modifications dans l'épanouissement d'un nerf et le mode d'une circulation artérielle et veineuse, Desmarres, Sichel, Liebreich, Stellwag von Carion (1), Deval, Ogle et de Graefe, constatèrent, pendant la vie, les atrophies optiques produites par des tumeurs cérébrales et les décrivirent.

Il devait appartenir à M. Bouchut d'établir cliniquement et expérimentalement les relations des lésions du fond de l'œil avec les affections cérébrales, médullaires et générales.

M. Bouchut s'est beaucoup occupé de la méningite, et le jour où, pour la première fois, dans le courant de l'année 1862 (2), il fit appeler M. Desmarres à l'hôpital Sainte-Eugénie, pour pratiquer l'examen ophtalmoscopique dans un cas de méningite granuleuse, ce jour-là, une nouvelle méthode d'investigation et d'exploration, applicable particulièrement à la méningite tuberculeuse, venait d'être découverte. Depuis cette époque, M. Bouchut n'a cessé de s'occuper de la question, et, quand il publia son livre du *Diagnostic des maladies du système nerveux au moyen de l'ophtalmoscope*, la nouvelle méthode d'investigation était présentée complète et, pour ne parler que de la méningite, établie par des observations cliniques, des recherches anatomiques et des expériences de laboratoire. Les travaux de cet éminent médecin se continuèrent, et ses revues de cérébroscopie attestèrent l'importance de la nouvelle méthode. Bouchut ayant en quelque sorte créé l'ophtalmoscopie dans la méningite, on pourrait donner aux altérations du fond de l'œil, dans cette maladie, le nom de *signe de Bouchut*; cette désignation, qui serait juste au point de vue historique, aurait dans la pratique, nous le reconnaissons, les inconvénients de toutes les désignations analogues.

La thèse inaugurale de M. Galezowski, qui est de 1866 (3), attira

(1) *Die Ophthalmologie*. Erlangen, 1856.

(2) *Gazette des hôpitaux*.

(3) *Etude sur les altérations du nerf optique*, thèse de Paris.

également l'attention du monde médical sur cette importante question. Dans ce travail, se trouve rapportée une observation due à M. le professeur Peter et dans laquelle le diagnostic de méningite fut posé de par l'examen ophtalmoscopique. Il y avait, chez la malade, de la céphalée et de la diplopie, mais pas le moindre symptôme fébrile. L'autopsie permit de vérifier le diagnostic, en montrant que la pie-mère contenait un grand nombre de granulations tuberculeuses. Dans d'autres cas, l'examen ophtalmoscopique permit de porter le diagnostic bien plutôt qu'on n'aurait pu le faire avec les seuls symptômes habituels.

Mais, tandis que M. Bouchut avait voulu reconnaître la méningite, quelle que fût sa localisation, aux altérations du fond de l'œil, M. Galezowski (1) limita cette méthode d'exploration aux méningites basilaires siégeant dans le voisinage du chiasma, et il exclut ainsi les méningites de la scissure de Sylvius et celles de la convexité. Pour Garlick, également, l'existence de lésions ophtalmoscopiques précédant les autres symptômes serait une preuve du siége de la méningite près du chiasma.

Manz et Schmidt soutinrent une opinion à peu près analogue pour la méningite aiguë ; ils différencièrent l'altération ophtalmoscopique de la méningite de celles des tumeurs cérébrales et séparèrent l'hyperémie papillaire, avec un peu de dilatation veineuse et une légère infiltration œdémateuse, due à la méningite, des altérations caractéristiques de la névrite optique.

Bien que de Graefe et Gowers aient voulu voir dans la méningite tuberculeuse les cas les plus typiques de névrite descendante, par extension directe du processus inflammatoire de la membrane méningitique aux nerfs optiques, il n'en reste pas moins établi que nous ne rencontrons pas ce gonflement inflammatoire qui apparaît dans les tumeurs cérébrables, à moins qu'au lieu d'avoir affaire à des granulaions disséminées dans les méninges, nous ne nous trouvions en présence d'un volumineux tubercule, isolé, agissant exactement comme

(1) *Arch. gén. de médecine,* septembre 1867.

une tumeur. Cependant M. de Wecker admet l'identité des troubles méningitiques et de ceux qui sont produits par les tumeurs cérébrales.

La pathogénie de la neuro-rétinite méningitique a été conçue de façons bien différentes. Tandis que de Graefe (1) ne l'expliquait que par une cause mécanique, la gêne circulatoire due à la pression intra-crânienne ou l'interruption de la circulation par thrombose des vaisseaux du nerf optique, Galezowski (2), au contraire, ne faisait relever la plupart des cas de névrite optique que d'une propagation de l'inflammation à la gaîne du nerf optique et au tissu interstitiel de ce nerf. Plus tard, MM. Jaccoud et Labadie-Lagrave (3) contestèrent la constance de la névrite et admirent que, dans la plupart des cas, il s'agissait d'un œdème par la gêne de la circulation en retour due à la compression produite par un liquide séreux accumulé dans la gaîne inextensible du nerf optique.

Récemment, Deutschmann (4) a voulu expliquer la pathogénie de la névrite par le transport d'éléments microbiens dans l'espace intra-vaginal du nerf optique.

Cette théorie a d'ailleurs été vivement combattue par Manz (5) (de Fribourg).

A la partie statistique de la question doivent être associés les noms de Heinzel, de Clifford Albutt et de Garlick. C'est en 1875 que Heinzel (6), qui avait étudié ces lésions uniquement chez les enfants, fit connaître ses observations : dans toutes, l'altération avait été double; et il donna un petit tableau statistique fort intéressant, qui a été re-

(1) *Arch. v. Graefe,* t. III, Abth. 2, p. 118, etc.

(2) *Arch. gén. de méd.,* septembre 1867.

(3) Article MÉNINGITE du *Dict. de méd. et chir. prat.,* 1876.

(4) *La Névrite optique, plus particulièrement la papille étranglée, et de ses rapports avec les affections cérébrales.* Iena, 1887.

(5) 9-10 juin 1888, *Réunion des neurologistes et médecins aliénistes du sud-ouest de l'Allemagne.*

(6) *De la Valeur diagnostique de l'ophtalmoscopie dans les maladies intra-crâniennes des enfants.*

produit depuis dans la thèse d'agrégation de M. Albert Robin (1) et dans l'article NERF OPTIQUE (2) du *Dictionnaire encyclopédique*.

Le voici d'ailleurs :

Il porte sur 55 cas d'affection cérébrale.

	Cas de maladie	Névro-rétinite, papille étranglée. Congestion du nerf optique.	Atrophie papillaire.	Fond de l'œil normal.
31	Méningites basilaires. . . .	24	3	4
10	Méningites avec tuberculose généralisée	4	3	3
14	Tumeurs cérébrales	7	4	3
55		35	10	10

Heinzel avait donc établi la proportion des altérations du fond de l'œil dues à la méningite et de celles dues aux autres affections cérébrales. Il importait d'établir quelle était la proportion, dans la méningite tuberculeuse, des cas avec lésions ophtalmoscopiques et de ceux qui en étaient dépourvus; c'est ce que firent Garlick et Albutt, qu donnèrent : l'un, la proportion de 80 sur 100, et l'autre, de 29 sur 38. Wortmann (3), en 1884, sur 27 cas de méningite tuberculeuse dont il a fait l'examen histologique, a trouvé 12 fois le fond de l'œil normal, 4 fois des tubercules de la choroïde, 10 fois de l'hyperémie veineuse de la rétine, 4 fois de la névrite optique et 1 fois de l'hémorrhagie de la rétine.

La méningite tuberculeuse ne produit pas dans les membranes profondes de l'œil que de la névrite, de la névro-rétinite, de la congestion ou de l'hyperémie; elle peut aussi, par propagation directe des

(1) *Des Troubles oculaires dans les maladies de l'encéphale,* 1880, p. 279.

(2) NERF OPTIQUE (pathologie). Duwez, 1881.

(3) *De la Méningite tuberculeuse* (*Jahrbuch für Kinderheilkunde,* Band XX, Heft 3).

éléments qui la constituent, donner lieu à des tubercules sur la choroïde.

Bien avant la découverte de l'ophtalmoscope, M. Noël Guéneau de Mussy avait eu l'occasion de les observer, en 1837 (1), à l'autopsie, dans un cas de phtisie généralisée. Anatomiquement, ces granulations furent étudiées par Manz (de Fribourg), en 1858 (2), Cohnheim, en 1867 (3), et Poncet, en 1874 (4). Le premier avait démontré l'identité du tubercule choroïdien et des autres tubercules; les deux autres firent voir que, par leur situation, des tubercules de la choroïde pouvaient exister en grand nombre sans qu'on pût les constater pendant la vie, et Cohnheim ne séparait pas ces tubercules de la choroïde de la tuberculisation aiguë généralisée. Buch contribua aussi à faire connaître la structure histologique du tubercule choroïdien.

La première observation dans laquelle l'ophtalmoscope ait été employé serait, d'après MM. Panas (5) et Perrin (6), celle due à de Jaeger (7), qui, en 1855, décrivit le premier, ophtalmoscopiquement, le tubercule choroïdien, prouvé par l'autopsie.

Dans les observations de M. Galezowski (8), qui ont été prises, l'une en 1864, à la clinique de Desmarres, et l'autre en 1865, dans le service de Grisolle, la présence des tubercules choroïdiens se trouve presque indiquée; et ce n'est qu'un peu plus tard que Leber et de Graefe (9) publièrent un cas, bien décrit à l'ophtalmoscope, de tubercule de la choroïde chez un malade atteint de tuberculisation aiguë généralisée.

M. Bouchut publia, en 1868 (10), une observation de tubercule de la

(1) *Arch. gén. de méd.*, 1867 (sept.), *in* art. de Galezowski.
(2) *Arch. f. opht.*
(3) *Arch. v. Wirchow.*
(4) *Gaz. méd. de Paris.*
(5) Art. Nerf optique (*Dict. de méd. et chirg.*).
(6) Art. Choroïde (*Dict. encyclopédique*).
(7) *Œsterreich Zeitschr. f. prakt. Heilk*, n° 4.
(8) *Arch. gén. de méd.*, 1867.
(9) *Berliner klinische Wochenschrift*, 5 avril 1867.
(10) *Gazette des hôpitaux.*

choroïde lié à la méningite tuberculeuse. Diverses observations suivirent, et, en 1878, l'une d'elles, compliquée de névro-rétinite méningitique, était communiquée par M. Dujardin-Beaumetz (1) à la Société médicale des hôpitaux.

De l'aperçu historique qui précède, on voit que l'étude des lésions ophtalmoscopiques de la méningite est de date assez récente, puisqu'on peut à peine remonter à 1862 pour en retrouver les premiers éléments, et il semble que la découverte d'Helmholtz ait tout d'abord été appliquée par les ophtalmologistes, d'une façon presque exclusive, à des altérations reconnaissant d'autres causes que la méningite.

Dans ces dernières années, on a fait très peu de chose sur ce sujet, et, depuis la thèse inaugurale d'Henry Bouchut, qui est de 1884 et qui marque une étape comme travail d'ensemble d'une question si laborieusement étudiée et vulgarisée, si je puis ainsi dire, par son père, le nombre des observations publiées a été extrêmement limité.

On ne trouve dans la littérature médicale, française et étrangère, qu'une première observation inédite dans la thèse de M. Chantemesse (2) et communiquée par M. Comby ; une seconde et une troisième publiées par MM. Panas (3) et Coroenne (4), en France; une quatrième publiée par M. Webster (5), en Amérique ; une cinquième enfin par M. Deutschmann, en Allemagne (6).

Cette dernière observation s'écarte un peu cependant des précédentes, car elle se rapporte à un cas de méningite basilaire, compliquée d'abcès du cerveau.

Les recueils spéciaux de ces dernières années, *Revue générale d'ophtalmologie*, *Annales d'oculistique*, *Archives d'ophtalmologie*, etc., ont été examinés avec soin, ainsi que la *Revue des sciences*

(1) *Bull. de la Soc. méd. des hôp.*, p. 256.
(2) Paris 1884. Observ. XXVI.
(3) *Semaine médicale*, 1886.
(4) *Bull. de la clin. oph. des Quinze-Vingts*, avril-juin 1887.
(5) *American J. of oph.*, déc. 1884.
(6) *Arch. f. oph.*, XXIX, 1, p. 292, 1883.

médicales, en France et à l'étranger, le *Canstatt's Jahresbericht*, la *Gazette des hôpitaux*, le *Journal de médecine de Paris*, la *Semaine médicale*, l'*Union médicale*, le *Lyon médical*, etc., etc., et nous n'y avons rencontré, depuis 1884, que les observations que nous venons de citer.

Malgré les travaux assez nombreux publiés sur la question, l'emploi de l'ophtalmoscope n'est pas d'une pratique habituelle dans la méningite tuberculeuse, et ce moyen, incontestablement précieux, de diagnostic n'est même pas mentionné dans divers articles publiés dans ces dernières années par d'éminents cliniciens.

CHAPITRE II

ANATOMIE PATHOLOGIQUE

A.— LÉSIONS MÉNINGITIQUES

La lésion anatomique de la méningite tuberculeuse est caractérisée par des granulations développées le long des vaisseaux de la pie-mère et dont le volume est très-variable, depuis celui que le microscope à faible grossissement peut seul révéler jusqu'à celui d'une petite tumeur. Ces tubercules sont accompagnés d'altérations des vaisseaux. En même temps un exsudat fibrino-purulent, très-variable par sa quantité, occupe le tissu sous-arachnoïdien et la pie-mère, et, s'il fait défaut, on dit qu'il y a seulement tuberculose méningée ; mais la distinction ne peut être absolue.

La pie-mère est adhérente au tissu cérébral, qui est le siége d'une inflammation bien étudiée par Tigges et Hayem.

Il y a de l'œdème du cerveau et de la pie-mère, et un épanchement se produit dans les ventricules. Mais toutes ces lésions sont très-variables : tantôt ce sont les lésions d'aspect inflammatoire qui paraissent prépondérantes, tantôt ce sont les granulations elles-mêmes qui prédominent.

Topographiquement, ces lésions peuvent être limitées, et c'est le cas le plus fréquent, à la base du cerveau et notamment dans un espace qui va du chiasma aux pédoncules cérébraux ; elles peuvent aussi atteindre la convexité), tout en occupant la base ou en la laissant indemne, enfin c'est par places qu'elles peuvent encore être distribuées et nous avons alors la méningite en plaques.

Indiquons encore le processus nécrobiotique qui se manifeste dans la région opto-striée et nous aurons esquissé très-rapidement les lésions de la méningite tuberculeuse aiguë.

Quand la maladie arrive à l'état chronique, les exsudats organisés en néo-membranes constituent la lésion principale. Leur siége de prédilection est la base et les contours des nerfs crâniens.

B. — LÉSIONS DU NERF OPTIQUE ET DES MEMBRANES PROFONDES

Les lésions de l'appareil visuel lui-même portent sur la gaîne du nerf optique, sur son enveloppe, sur le tronc nerveux lui-même, sur la portion intra-oculaire et les membranes profondes.

I. — LÉSION D'ORDRE MÉCANIQUE OU INFLAMMATOIRE

Quand on enlève la voûte orbitaire, on trouve, en arrière du globe oculaire, la gaîne du nerf optique dilatée par la présence d'un peu de liquide qui donne à cette dilatation une forme conique à base située près du globe oculaire et à sommet dirigé vers la portion centrale du nerf. Ce liquide est tout d'abord séreux, mais il ne tarde pas à blanchir et à renfermer des leucocytes. Le nerf optique n'est alors le siége que d'un peu d'œdème.

La périnévrite, caractérisée par l'épaississement des gaînes durale, arachnoïdale et piale, par l'oblitération de l'espace intra-vaginal, est un degré plus avancé de la lésion. Les vaisseaux sont altérés et des hémorrhagies existent dans le tissu cellulaire qui réunit entre elles les diverses gaînes. La papille est partiellement atrophiée. D'autres fois, les gaînes épaissies se confondent avec le nerf qui présente les lésions de la névrite interstitielle, et en même temps la papille est atrophiée et ses veines sont tortueuses.

L'état le plus avancé des altérations est celui qui constitue à proprement parler la névrite du tronc. Cette névrite, qui commence à la surface et s'étend ensuite au nerf (1), est d'abord caractérisée par un état hyperémique, puis par une hyperplasie du tissu conjonctif qui augmente considérablement le volume du nerf. Cette hyperplasie inflammatoire peut aboutir à un tissu conjonctif rétractile qui enlace les fibres nerveuses et les détruit, ou bien se propage aux éléments nerveux eux-mêmes qui s'enflamment et s'amincissent en perdant leur moelle : c'est la période d'atrophie. Cette atrophie est une atrophie interstielle, différenciée anotomiquement et cliniquement de l'atrophie parenchymateuse par MM. Charcot et Abadie (2). Quand l'altération est fort ancienne, le nerf optique peut présenter des dégénérescences diverses.

Le nerf optique peut être simplement œdématié, et cet état paraît tellement difficile à différencier, au point de vue du processus anatomique intime de l'inflammation du nerf, que M. de Wecker (3) le considère comme un état précurseur de cette inflammation. Les fibres du nerf optique sont alors dissociées par des vésicules d'œdème et la papille présente la forme « qui a été désignée sous le nom de *papille en bouton* (4). »

Les altérations intra-oculaires constatées pendant la vie ne se retrouvent pas toutes à l'autopsie ; elles sont pour la plupart du temps amoindries. La saillie de la papille n'est que très-difficilement constatable ; les altérations veineuses se retrouvent plus facilement et l'hyperémie, la thrombose, les hemorrhagies, peuvent être retrouvées. Il en est de même de l'état œdémateux de la papille. A la période atrophique les fibres nerveuses seront remplacées pour la plupart par du

(1) Walter Edmunds and Lawford, *la Cause immédiate de la névrite optique dans les affections intra-crâniennes* (Oph. Soc., 10 mai 1883).

(2) Lebris, *des Différentes formes cliniques des atrophies papillaires*. Thèse de Paris, 1884.

(3) *Traité*, vol. IV, p. 348.

(4) Poncet, *Atlas*, pl. XXVIII.

tissu conjonctif, et l'on constate des lésions vasculaires sur la rétine ; l'examen microscopique fait voir l'œdème et la flexuosité des veines.

II. — LÉSIONS DE NATURE TUBERCULEUSE

Outre les plaques d'atrophie apparaissent, sur la choroïde, des granulations tuberculeuses qui, au point de vue anatomique, n'offrent rien de spécial. Les tubercules de la choroïde sont identiques aux tubercules des autres organes, leur volume est très-variable ainsi que leur nombre : ils sont situés au-dessous de la rétine, et, quelquefois, recouverts d'une couche pigmentaire choroïdienne qui ne les fait reconnaître qu'à l'autopsie.

CHAPITRE III

PATHOGÉNIE ET ÉTIOLOGIE

A. — PATHOGÉNIE

Comment les lésions que nous venons de rencontrer dans le cerveau peuvent-elles produire les lésions du fond de l'œil? Les théories qui rendent compte de ces faits sont assez nombreuses; on peut cependant les grouper en :

Théories qui admettent une cause mécanique;

Théories qui admettent une cause inflammatoire.

I. — THÉORIES QUI ADMETTENT UNE CAUSE MÉCANIQUE

De Graefe n'expliquait la neuro-rétinite méningitique que par la compression intra-crânienne et l'altération par thrombose des vaisseaux du nerf optique.

M. Bouchut ne voyait également, dans les lésions du fond de l'œil, qu'un obstacle mécanique apporté à la circulation en retour, une stase veineuse due à des thromboses des veines méningées, des sinus caverneux et des autres sinus, ou à un excès de tension intra-crânienne.

Invoquant toujours une cause mécanique, Schmidt et Manz cherchèrent l'origine exclusive des lésions du fond de l'œil dans l'exagération de la pression et l'étranglement du nerf par accumulation de liquide dans l'espace intra-vaginal. C'est à cette théorie que MM. Jaccoud et Labadie-Lagrave se sont ralliés, et, pour eux, « si l'on veut se rappeler que la veine et l'artère centrales de la rétine pénètrent dans le nerf optique à un centimètre environ du globe oculaire, que ces vaisseaux cheminent, entre la gaîne et le tronc nerveux, dans une étendue de 4 à 5 millimètres, on se rendra parfaitement compte de la gêne qu'éprouve la circulation en retour de la veine rétinienne par suite de la présence d'une certaine quantité de liquide accumulé sur une gaîne fibreuse peu extensible. Ainsi s'expliquent la stase dans les veines rétiniennes et l'œdème papillaire et péripapillaire (1). »

Cette théorie de l'hydropisie des gaînes a été battue en brèche par Mauthner (2) et par Deutschmann (3). Pour la papille étranglée des tumeurs, leurs objections sont capitales : or cette hydropisie ne produit pas l'inflammation, mais ne serait-elle pas applicable à certaines altérations ophtalmoscopiques de la méningite ? Et ces états, simplement œdémateux, qui permettent un retour complet à l'état normal pourraient bien relever de cette cause, car, suivant MM. Jaccoud et Labadie-Lagrave (1), la névrite n'est pas constante. M. de Wecker est d'une opinion contraire. Quoi qu'il en soit, cette théorie ne saurait expliquer tous les faits, puisque les expériences de Deutschmann ont montré que l'injection directe dans l'espace intravaginal ou l'injection par le crâne pour augmenter la pression étaient impuissantes à produire l'inflammation du nerf.

II. — THÉORIES QUI ADMETTENT UNE LÉSION INFLAMMATOIRE

La théorie de Kuhnt, d'après laquelle l'hydropisie des gaînes se propage par une communication des voies lymphatiques dans la lame

(1) Art. Meningite du *Dict. encyclop.*
(2) *Gehirn und auge*, Wiesbaden, 1881, p. 551.
(3) *La Névrite optique, plus particulièrement le papille étranglée*. Iena, 1887.

criblée, à la papille et à l'intérieur du tronc nerveux est extrêmement séduisante. Mais, jusqu'à ce qu'on ait démontré l'existence de ces voies lymphatiques, elle reste à l'état d'hypothèse. Cette théorie sert de transition entre celles qui expliquent la lésion ophthalmoscopique par une stase et celles qui l'expliquent par une propagation inflammatoire.

Parinaud, assimilant complétement l'œdème papillaire à l'hydrocéphalie, voyait là une propagation de l'œdème par continuité.

Galezowski explique la plupart des cas par l'inflammation du nerf et du périnerf: c'est la théorie de la névrite et de la périnévrite.

La névrite peut être descendante et avoir son point de départ dans une hyperémie ou une inflammation de la substance cérébrale, au voisinage des origines du nerf optique; celui-ci augmente de volume et s'étrangle alors sur la lame criblée.

Pour Walter Edmunds et Lawford (1), il y aurait propagation directe de l'inflammation des méninges à la surface du nerf optique.

La tuberculose étant une affection essentiellement microbienne, la théorie des germes pouvait peut-être donner une explication. C'est ce qu'ont cherché à établir Leber (2) et surtout Deutschmann (3).

Au Congrès de Londres, en 1881, Leber, attribuant la névrite à une complication d'œdème cérébral ou d'hydrocéphalie, avait dit, parlant des tumeurs et des tubercules: « Ces altérations nutritives, liées à ces néoplasmes et qui se joignent aux transudations inflammatoires, deviennent une cause d'inflammation, et, transportées avec le liquide cérébro-spinal dans l'espace intra-vaginal du nerf optique jusqu'à son extrémité bulbaire, produisent à cet endroit une névrite et une papillite. »

En 1887, Deutschmann démontra que l'injection par le crâne de liquide non infectieux ne déterminait pas d'inflammation. Dès que ce

(1) *La Cause immédiate de la névrite optique dans les affections intra-crâniennes* (Oph. Soc., 1883).

(2) Congrès de Londres, 1881.

(3) *Névrite et papille étranglée ;* Iena, 1887.

liquide, au contraire, renfermait des éléments infectieux, tel que du pus tuberculeux, on avait l'image de la papille étranglée, et Deutschmann formula ainsi sa théorie : « La papille étranglée n'a rien à faire avec une stase mécanique. Elle est plutôt produite par des germes phlogogènes, qui pénètrent avec le liquide cérébro-spinal de la cavité crânienne dans l'espace intra-vaginal du nerf optique, s'arrêtent à l'extrémité bulbaire du nerf optique, et y deviennent la cause d'infection (1). »

Cette théorie est passible de certaines objections. Walter Edmunds et Lawford (2), dans 40 cas examinés et dans chacun de ceux où il y avait papillite pendant la vie, ont trouvé les nerfs altérés d'un bout à l'autre, au lieu de voir les lésions limitées à la portion préorbitaire.

Si cette théorie était vraie, l'étranglement papillaire devrait être beaucoup plus fréquent (3) et plus accusé dans la tuberculose, qui est une maladie infectieuse de premier ordre, que dans les tumeurs, et il n'en est rien.

Quand à l'avenir ultérieur de ces lésions on l'explique fort bien avec les diverses théories ; si les phénomènes de compression, d'œdème ou d'étranglement cessent, il peut y avoir retour à l'état normal ; si les fibres nerveuses ont souffert de cette compression, il pourra y en avoir un certain nombre dont le fonctionnement sera supprimé, et il en sera de même s'il y a eu propagation directe de l'inflammation aux éléments nobles du nerf.

III. — PATHOGÉNIE DES TUBERCULES CHOROÏDIENS

La choroïdite tuberculeuse consistant en un transport direct des bacilles jusque sur la choroïde n'exige pas d'explication pathogénique spéciale. Comme dans tous les tissus vasculaires on peut voir appa-

Loc. cit.

(2) *Observations sur les idées de Deutschmann* (*Oph. Rev.* p. 134, 1887).

(3) Manz (de Fribourg), 13e *Réunion des neurologistes du S.-O. de l'Allemagne.* Fribourg, 9-10 juin 1888.

raître dans la choroïde des colonies bacillaires provenant d'un organe renfermant déjà des tubercules, la choroïdite tuberculeuse n'étant pas primitive. Les connexions qui existent entre l'œil et les méninges permettent de comprendre facilement comment les granulations tuberculeuses se développent sur la choroïde quand il y en a déjà dans les méninges.

B. — ETIOLOGIE

Après l'examen des lésions anatomiques et l'exposé des théories qui expliquent les troubles du fond de l'œil dans la méningite tuberculeuse, on est en droit de se demander, puisque ces troubles ne sont pas constants, quel est le facteur étiologique dont ils relèvent. On a beau examiner le détail des autopsies, on ne trouve pas d'altération coïncidant toujours avec les lésions oculaires. Tantôt c'est la multitude des tubercules qui est la dominante anatomique, tantôt c'est l'infiltration de la pie-mère, tantôt la thrombose des sinus, tantôt l'hydrocéphalie. Quand Leber (1) a voulu établir un rapport de cause à effet entre l'hydrocéphalie et la névrite optique de la méningite, il a émis une opinion qui ne rend pas compte de la totalité des faits. En l'état actuel il n'est guère possible de dire pourquoi les troubles intra-oculaires se produisent dans certains cas de méningite et ne se montrent pas dans d'autres. L'étiologie est fort obscure.

La choroïdite tuberculeuse produite par la présence de tubercules sur la choroïde doit théoriquement reconnaître comme causes, toutes celles des tuberculoses localisées, mais elle est le plus souvent secondaire, quand elle n'est pas symptomatique d'une tuberculose généralisée.

(1) *Du Rapport entre la névrite optique et les affections cérébrales.* (Congrès de Londres, 1881.)

CHAPITRE IV

SYMPTOMATOLOGIE

Nous avons vu que les lésions anatomiques de la méningite tuberculeuse étaient variables; les diverses formes sous lesquelles elle se présente, au point de vue anatomique, peuvent se refléter dans son expression clinique, surtout quand, comme nous le faisons ici, le point de vue clinique que nous envisageons est l'image ophtalmoscopique.

A.— TROUBLES MÉCANIQUES OU INFLAMMATOIRES

Les altérations du fond de l'œil varient, en effet, suivant qu'on a affaire à une méningite avec volumineux tubercules se comportant exactement comme des tumeurs; à une méningite généralisée ou localisée, respectant ou atteignant la base; à une méningite avec hydrocéphalie plus ou moins considérable; enfin à une méningite plus ou moins rapide dans sa marche et dont les diverses phases correspondent à des phases différentes des lésions ophtalmoscopiques.

I.— TUBERCULES MÉNINGÉS

La limite de démarcation est bien tranchée entre la méningite avec volumineux tubercules agissant comme des tumeurs et les autres formes. Dans le premier cas, en effet, nous retrouvons toutes les altérations produites par les tumeurs cérébrales, et l'image ophtalmoscopique qui se présente à nous, c'est la papille étranglée, la *stauungspapille* des Allemands, l'étranglement par stase aboutissant ensuite à l'inflammation. Quelque théorie pathogénique qu'on en accepte, qu'on soit pour la stase ou pour l'inflammation toujours primitive, avec M. de Wecker, l'image ophtalmoscopique est toujours la même. Elle est caractérisée d'abord par un rétrécissement des artères, par une hyperémie avec tortuosité des veines qui présentent des battements, par une apparition anormale de fins vaisseaux papillaires et par une rougeur considérable de la papille. Les limites de cette papille s'effacent, ses bords deviennent diffus et estompés sous l'influence de l'œdème, et elle-même apparaît comme voilée. Elle n'est plus de niveau avec les parties périphériques, et l'ophtalmoscope à réfraction permet de mesurer son degré considérable de soulèvement. Il se produit des ecchymoses. Une distinction a été établie entre l'inflammation qui se limite à la papille, la *stauungspapille*, et l'inflammation qui envahit les parties voisines de la rétine, la neuro-rétinite ; mais cette distinction est bien théorique.

Quand les phénomènes inflammatoires commencent à disparaître, la papille s'affaisse, la rougeur diminue, les bords deviennent plus nets, mais, ce qui persiste, c'est la tortuosité des veines. Cette inflammation disparaissant peut dans les cas légers permettre un retour à peu près complet à l'état normal; mais la plupart du temps la rougeur de la papille qui disparaît est bientôt remplacée par un aspect blanc et nacré, les bords se détachent un peu mieux sur le fond de la rétine et les flexuosités, les tortuosités des veines attestent par leur présence l'existence d'une névrite antécédente. Les bords de la papille peuvent aussi être déformés; mais le diagnostic d'atrophie neuritique ne peut pas toujours être établi.

Ces lésions sont le plus souvent doubles et peuvent alors être plus marquées d'un côté.

Les symptômes fonctionnels sont caractérisés par une diminution considérable de l'acuité visuelle, le rétrécissement du champ visuel, l'abolition de la perception des couleurs. Mais il s'en faut que l'état fonctionnel coïncide avec l'état anatomique, les rapports les plus inverses peuvent exister entre les deux termes de la maladie.

La pupille est moyennement ou considérablement dilatée, et il n'y a, la plupart du temps, aucun rapport entre cette dilatation et la diminution de l'acuité visuelle; car la paralysie du sphincter irien, quand elle existe, dénote, comme l'a indiqué M. Panas (1), une paralysie d'origine centrale limitée à une branche de l'oculo-moteur commun, et les travaux de M. Blanc (2) établissent la possibilité de ces limitations paralytiques dans la sphère de l'oculo-moteur commun. Ce nerf peut être aussi paralysé en totalité et des deux côtés; il en est de même du nerf olfactif. D'autres fois, les lésions concomittantes pouront porter sur les membres et être hémiplégiques ou monoplégiques.

II. — MÉNINGITE TUBERCULEUSE

Tout autre est la lésion ophtalmoscopique de la méningite tuberculeuse qui, au lieu d'être caractérisée anatomiquement par un volumineux tubercule, est caractérisée, au contraire, par un grand nombre de petites granulations.

1° Méningite tuberculeuse aiguë de la base

Nous avons vu avec quelle fréquence la granulie des méninges se localise à la base et surtout dans le voisinage de l'hexagone de Willis, près du chiasma, près des bandelettes optiques. Que la méningite soit localisée en ce point ou qu'elle s'étende jusqu'à la convexité, personne ne conteste les relations qu'elle peut avoir avec l'état pathologique de l'expansion intra-oculaire du nerf optique; mais il en est tout

(1) *Semaine médicale*, 1886.
(2) Thèse de Paris, 1885.

autrement de la méningite localisée à la convexité d'une façon exclusive.

L'image ophtamoscopique de la méningite de la base indique une altération hypérémique ou inflammatoire.

La névrite méningitique est différente de la névrite des tumeurs cérébrales; nous n'avons pas ici de saillie, pas d'opacité masquant l'origine des vaisseaux, pas de vaisseaux de nouvelle formation, les lésions sont bien moins accusées, « ce sont, comme le disent MM. Jaccoud et Labadie-Lagrave, des nuances, si l'on veut, mais comme elles se reproduisent à peu près constamment les mêmes dans presque tous les cas, elles acquièrent partant une certaine valeur seméiologique », et la névrite n'est pas constante; ces altérations sont, comme l'écrivait M. Bouchut, dès 1862, « propres à la méningite. » M. de Wecker s'élève contre cette opinion et il n'admet aucune différence entre la névrite des tumeurs et la névrite méningitique.

Ophtalmoscopiquement, ces lésions sont en somme celles de la neuro-rétinite, mais il semble qu'elles soient bien moins accusées que dans le neuro-rétinite des tumeurs, et, suivant les cas, la papille affecte différents aspects. Généralement la papille est tuméfiée, un peu œdémateuse, congestionnée surtout vers la circonférence, dont les bords semblent noyés dans l'injection vasculaire et dans l'œdème.

Les artères ne présentent que de faibles modifications; quant aux veines, elles sont flexueuses, énormément dilatées, à circulation embarrassée, et parfois même elles sont atteintes de thrombose. Le disque est sillonné, surtout du côté de la macula, d'une série de petites veinules provenant de la rétine et rejoignant le tronc de la veine dans l'intérieur du nerf optique; ce sont les vaisseaux radiés de Clifford Albutt. Enfin, la rétine peut être le siége d'hémorrhagies et d'exsudations blanchâtres, et la papille peut être déformée. La lésion est généralement bilatérale.

Ici encore, l'état fonctionnel n'est pas toujours dans un rapport direct avec l'état anatomique. Les troubles fonctionnels consistent en diminution de l'acuité visuelle, rétrécissement du champ visuel et diminution de la distinction des couleurs.

Bien que la notation de ces troubles fonctionnels présente un certain intérêt, ils sont la plupart du temps laissés de côté, car il est souvent impossible dans une méningite tuberculeuse aiguë de les rechercher, et les altérations papillaires, citées plus haut, ne s'observent qu'à l'état aigu. L'examen optalmoscopique seul est fait quand il est praticable, et de fait il suffit.

Nous empruntons à la littérature médicale trois observations dans lesquelles se trouvent rapportées les troubles ophtalmoscopiques méningitiques et au diagnostic desquelles la vérification nécropsique n'a pas fait défaut.

La première montre le précieux auxiliaire que l'ophtalmoscopie fournit au diagnostic médical, les deux autres rapprochées de la précédente, les différents aspects de l'image ophtalmoscopique que présente la neuro-rétinite de la méningite tuberculeuse aiguë.

Première Observation

(Peter et Galezowski, *Archives générales de médecine* 1867)

Méningite tuberculeuse aiguë.— Diagnostic fourni par l'ophtalmoscope.

Mme X.... âgée de vingt-huit ans, ancienne actrice, est entrée le 31 mars dernier à l'Hôtel-Dieu, dans le service de M. le professeur Piorry ; elle se plaignait de douleurs sus-orbitaires des plus violentes, augmentant la nuit au point qu'elle se déchire le visage, et qu'on est forcé de lui attacher les mains.

Elle n'a pas de fièvre, son pouls est lent et régulier. Elle n'a pas de vomissements ; ses digestions se font normalement, et elle n'est pas constipée. L'intelligence est conservée. L'idée d'une méningite ne pouvant guère venir à l'esprit de personne, prenant, au contraire, en considération l'exacerbation nocturne des douleurs et l'existence assez aventureuse de la malade, M. le docteur Peter attribua ces douleurs à une céphalée syphilitique et prescrivit un traitement spécifique. Aucune amélioration n'a été obtenue par ce traitement; les douleurs persistaient au même degré. La malade se plaignait, en outre, d'une diplopie, ce qui permettait de supposer l'existence d'une affection cérébrale. M. Peter nous appela pour examiner les yeux. Le délire dans lequel nous avons trouvé la malade ne nous a pas permis d'étudier sa diplopie; à l'aide de l'ophtalmoscope, nous avons constaté que la papille des deux yeux était infiltrée à sa périphérie; ses contours étaient très-mal accusés.

Dans la papille droite, on remarque une injection capillaire plus prononcée qu'à l'état normal; le centre de la papille conserve au contraire sa teinte blanche. Une petite hémorragie existe à la partie supérieure et externe de la papille; quelques traînées blanches se prolongent le long des vaisseaux. La paupière gauche est légèrement abaissée. Ces signes nous ont permis de diagnostiquer avec certitude une méningite basilaire. Les jours suivants, l'état de la malade s'aggrave sensiblement; une autre tache apoplectique apparaît sur la rétine droite, et les exsudations blanches augmentent au voisinage des vaisseaux; la papille est devenue trouble à la périphérie. Dans l'œil gauche, il n'y avait pas d'apoplexie, mais la papille était œdématiée. Mort le 28 avril.

Autopsie.— Encéphale sain; il n'y a pas de liquide dans les ventricules. Les méninges sont enflammées et épaissies au niveau de la scissure de Sylvius et autour du chiasma et du bulbe. Dans ces parties la pie-mère est infiltrée d'une matière semi-fluide, comme purulente; il y a en outre beaucoup de granulations. Dans les poumons, on trouve des granulations miliaires. Nous avons confié le chiasma des nerfs optiques avec les méninges malades à M. Legros, élève distingué de M. Robin; en faisant des recherches microscopiques, il a pu se convaincre que la pie-mère contenait une masse considérable de granulations tuberculeuses.

Les fibres du nerf optique n'étaient pas changées, mais la gaîne de ce nerf était infiltrée, ramollie et contenait des globules de pus.

Observation II

(BOUCHUT.— *Du Diagnostic des maladies du système nerveux,* 1866)

Méningite tuberculeuse.— Mort.— Ophtalmoscopie. — Dilatation et flexuosité des veines de la rétine.— Infiltration séreuse péripapillaire.— Hémorrhagie de la rétine.

Louise Lodéau, âgée de trois ans, entrée le 4 juillet 1863, au nº 21 de la salle Saint-Catherine, morte le 8 juillet 1863.

Cette fille, sur laquelle on n'a aucun renseignement, est dans un état de somnolence presque complet, mais elle n'a pas perdu connaissance. Les yeux offrent un peu de strabisme convergent; la face est incomplétement paralysée à droite, mais le côté droit du corps n'a pas de paralysie; le ventre est aplati, creux comme une assiette, et la peau en est flasque et ridée; respiration inégale, intermittente, suspirieuse; pas de grincements de dents; pouls irrégulier, inégal, intermittent; de temps à autre, quelques convulsions dans le côté droit de la face.

Le premier jour, j'examine les yeux; les pupilles sont très-dilatées, la gauche plus que la droite. Dans l'œil droit, il n'y a rien de particulier; dans l'œil gauche, au contraire, dilatation et flexuosités des veines à la partie supérieure de la papille, image renversée, stases sanguines à l'angle de chaque flexuosité; congestion générale de la rétine, par plaques, mais sans épanchement sanguin; la papille est voilée et ses bords peu distincts, cachés par une infiltration séreuse, ayant l'aspect d'une toile d'araignée couverte de rosée.

Deux sangsues derrière les oreilles.

Le lendemain, même état général; il y a eu dans la nuit quelques convulsions dans le côté gauche de la face et dans le côté droit du corps.

M. Desmarres fils, que j'avais invité à venir à l'hôpital pour examiner cette malade et pour contrôler mes observations, examine les yeux et constate que les lésions sont les mêmes au fond de l'œil gauche. Dans l'œil droit, qui n'avait rien hier, il y a aujourd'hui des altérations considérables; ainsi, la papille est voilée par de l'œdème, les veines sont en très-grand nombre et dilatées surtout en bas (image renversée); à côté de la plus grosse existe un petit épanchement sanguin de la rétine.

L'enfant succombe une heure après cet examen.

Nécropsie (quarante-huit heures après la mort):

L'hémisphère cérébral gauche présente une injection plus marquée que l'hémisphère droit, et les veines superficielles beaucoup plus apparentes sont remplies de sang liquide. La pie-mère est adhérente aux circonvolutions cérébrales, dont la substance est un peu ramollie; à la face externe, dans une étendue de 4 centimètres, il y a une portion plus injectée et couverte de granulations miliaires grises; près de là existe une petite granulation jaune de tubercule cru, la seule qu'on ait trouvée dans cette nécropsie. Sur les vaisseaux de la scissure de Sylvius, on peut voir de chaque côté une légère infiltration purulente, sans granulations; à la base, dans l'espace interpédonculaire, l'arachnoïde et la pie-mère épaissies sont infiltrées d'une grande quantité de matière gélatiniforme, verdâtre et purulente.

A l'intérieur du cerveau, la substance est un peu ramollie, sans injection et sans tubercules; les ventricules latéraux sont dilatés, remplis de sérosité limpide, et leurs parois, ainsi que la voûte à trois piliers, sont ramollies en deliquium caséeux. Les sinus, remplis de sang, ne renferment pas de thrombose; mais, dans le sinus caverneux, à gauche, c'est-à-dire dans le côté du cerveau correspondant à l'œil où se trouvent les lésions de la papille, à l'affluent de la veine ophtalmique, il y a un caillot décoloré qui entre dans cette veine, qu'on retire en le brisant, et qui avait environ 3 centimètres de longeur.

Chose extraordinaire, les poumons ne renferment aucun tubercule, et il en existe seulement à l'état de crudité sur deux ganglions bronchiques.

Quelques-uns existent dans la plèvre, mais on n'y voit pas de granulations tuberculeuses. Dans l'abdomen, point d'adhérences, point de granulations et nulle lésion de l'intestin.

Observation III

(Bouchut. — *Du Diagnostic des maladies du système nerveux*, 1866)

Méningite. — Ophtalmoscopie. — Congestion péripapillaire. — Dilatation et thrombose des veines rétiniennes. — Hydrophtalmie.

Reine Magot, âgée de deux ans et demi, entrée le 28 juillet 1863 au n$_o$ 29 de la salle Sainte-Catherine, à l'hôpital des enfants, est malade depuis quinze jours; elle a été prise de vomissements qui ont duré huit jours, avec constipation opiniâtre, somnolence et on l'amène à l'hôpital.

Elle est endormie, presque sans connaissance, et tire encore la langue ou donne la main; elle a des soupirs: le ventre est un peu aplati. Elle pousse des cris, mais sans grincements de dents. Un peu de strabisme convergent, et la pupille gauche est plus dilatée que la droite. Pouls fréquent, inégal, sans intermittence, 120. L'œil droit, sous le doigt, semble être un peu plus gros que l'œil gauche.

Congestion très-grande de la rétine droite, hyperémie des bords de la papille, dilatation des veines, thrombose de quelques-unes d'entre elles, congestion moins grande de la rétine gauche, papille très-nette, dilatation des veines rétiniennes.

Application de teinture d'iode sur le crâne; iodure de potassium, 1 gramme.

30 juillet. — Même état. Même traitement.

31 juillet. — Assoupissement, cris, soupirs. Pas de grincement de dents. Pas de vomissements ni de selle. Pouls, très-fréquent, irrégulier, 120.

Les yeux sont dans le même état relatif, mais la congestion est plus marquée qu'hier; elle est toujours plus forte à droite qu'à gauche.

Même traitement : iodure de potassium, 2 grammes.

1er août. — Même état général d'assoupissement, de soupirs, résolution complète, moins de cris, pas de convulsions. Pouls, 120, inégal, sans intermittence.

Même état des yeux à l'ophtalmoscope.

Même traitement.

2 août. — Mêmes symptômes. Pouls irrégulier, 120. Même état des yeux.

Même traitement.

3 août. — L'état semble s'aggraver; un peu d'hémiplégie incomplète à gauche, c'est-à-dire du côté opposé à l'œil le plus malade. Prolapsus de la paupière supérieure gauche, soupirs fréquents. Pas de convulsions. Pouls petit, 160. Même état des yeux.

Même traitement.

4 août. — Mort.

Autopsie. — Les veines méningées superficielles sont fort distendues par du sang noir; quelques-unes sont remplies de caillots, et, sur l'hémisphère droit, la congestion est beaucoup plus marquée que sur l'hémisphère gauche. Les sinus sont remplis de sang, mais sans caillots bien formés.

La pie-mère est adhérente aux circonvolutions cérébrales, qui sont ramollies à la surface; elle est infiltrée de sérosité un peu trouble, à la surface des hémisphères droit et gauche; mais c'est dans la scissure de Sylvius que cette lésion est apparente. Là, des deux côtés, l'infiltration séro-purulente est très-considérable, ainsi qu'à la base du cerveau, dans l'hexagone cérébral.

Dans les scissures de Sylvius existent de très-nombreuses granulations miliaires, demi-transparentes, excessivement ténues, qu'on ne voit bien qu'à contre-jour; aucune ne paraît formée de tubercule cru, et il n'y a pas de tubercules dans la substance cérébrale.

Des tubercules crus, jaunes et durs, existent dans les poumons, dans les ganglions bronchiques; il en existe également dans les ganglions mésentériques.

Les autres viscères sont sains.

Dans les observations qui précèdent, il est un fait important à noter, c'est que la lésion tuberculeuse des méninges porte sur la base; dès lors rien d'étonnant qu'il y ait des lésions du fond de l'œil, et de ces faits toutes les théories pathogéniques donnent une explication.

2° Méningite aiguë de la convexité

La méningite de la convexité produira-t-elle les mêmes troubles oculaires ?

La plupart des observateurs se prononcent pour la négative, et quelques théories pathogéniques ne sauraient expliquer ces faits. Mais, en l'espèce, tout ceci est secondaire; la question ne comporte aucune discussion, elle se réduit à chercher s'il y a des faits nombreux ou non; bien analysés, bien décrits, vérifiés par l'autopsie, de méningite tuberculeuse, de la convexité ayant produit la neuro-rétinite méningitique. Ces faits existent, et je crois devoir emprunter à la thèse de M. Chantemesse une observation communiquée par M. Comby, qui rentre dans le cadre de celles que je signale et qui me semble lever tous les doutes.

Observation IV

(Dr Chantemesse. — Thèse de Paris, 1884)

(Observation communiquée par M. Comby)

Tuberculose pulmonaire. — Plaque de méningite tuberculeuse limitée au voisinage du lobule paracentral et de la partie supérieure des circonvolutions fronto-pariétales. — Début subit par hémiplégie. — La céphalalgie ne survient que trois semaines après l'hémiplégie. — Lésions ophtalmoscopiques.

Le nommé C... (Gabriel), serrurier, vingt-quatre ans, entre à l'hôpital Lariboisière le 12 juillet 1877, service de M. Proust, pour une hémiplégie droite datant de trois semaines. Cette hémiplégie est survenue brusquement, au milieu d'une pleine santé, et a frappé les deux membres et la face. Pas d'aphonie.

Aujourd'hui, le malade peut marcher en traînant la jambe droite; la sensibilité est abolie du même côté. Les organes des sens sont également touchés, quoique à un faible degré; l'ouïe et la vue sont également diminués à droite. Pas de troubles trophiques. L'examen de la poitrine, en montrant le cœur intact, fait découvrir des craquements au sommet droit; le malade est donc tuberculeux, bien que l'état général soit resté satisfaisant.

Le 25 juillet, le malade accuse des douleurs vives dans le côté gauche de la tête. Ces douleurs l'empêchent de dormir; on est obligé de lui faire des piqûres de morphine pendant trois jours. En même temps se montrent des vomissements bilieux incessants. On provoque une vive douleur par la pression sur les points d'émergence du trijumeau.

28. — L'agitation et le délire sont survenus. Le malade est plongé dans une profonde stupeur et ne répond plus aux questions qu'on lui pose. La pression est très-douloureuse sur les globes oculaires, qui présentent des convulsions de temps à autre. Anesthésie généralisée. Réflexes abolis à droite, conservés à gauche. Raideur du cou. Sueurs profuses, surtout à droite, Constipation, incontinence d'urine.

31. — L'examen ophtalmoscopique fait découvrir: 1° pour l'œil droit: papille peu distincte, veines foncées et très-grosses, artères très-petites; sur la partie interne de la macula est une tache blanchâtre qui ressort assez nettement sur les parties voisines; 2° pour l'œil gauche: papille rouge et vascularisée, à bords nets; veines très-larges, artères très-réduites et filiformes.

Dans l'après-midi, le malade présente une gêne extrême de la respiration, avec teinte asphyxique. Les yeux sont tantôt en strabisme externe, tantôt en déviation conjuguée à gauche.

Nouvel examen ophtalmoscopique à sept heures du soir: 1o œil droit: papille diffuse; veines grosses, tortueuses, remplies d'un sang très-foncé; artères invisibles par place. Tache blanchâtre au bord interne de la macula. Hypermétropie. — 2° Œil gauhe: cornée dépolie; papille plus distincte qu'à droite. Mort à dix heures du soir.

Autopsie, trente-six heures après la mort. Les méninges cérébrales présentent une congestion très-intense et par plaques, surtout du côté gauche. On aperçoit, en avant et en arrière du sillon de Rolando, quelques petites taches blanchâtres qui sont constituées par du pus.

Rien à la base. Rien au niveau des scissures de Sylvius.

Sérosité assez abondante dans les ventricules.

Méninges blanchâtres et épaissies au niveau du vermis supérior du cervelet.

Sur l'hémisphère droit, on peut enlever facilement la pie-mère, qui n'est pas adhérente aux circonvolutions. Du côté gauche, au contraire, au niveau de la partie postéro-supérieure du sillon de Rolando, sur le sommet des circonvolutions frontale et pariétale ascendantes et à la face interne de l'hémisphère, sur tout le lobe paracentral, on aperçoit un très-grand nombre de petites granulations tuberculeuses. La pie-mère ainsi criblée de granulations est très-adhérente à la substance grise sous-jacente, de sorte qu'on ne peut l'enlever sans entraîner en même temps des lambeaux de substance cérébrale ramollie.

A la surface des autres circonvolutions, on ne trouve rien d'anormal.

Sur les coupes vertico-transversales, pratiquées d'après le procédé de Pitres, on ne trouve aucune lésion apparente des noyaux gris, ni du centre ovale. La partie postérieure de la capsule interne et la région occipitale n'offrent aucune lésion à l'œil nu.

Rien au niveau du cervelet, de la protubérance, du bulbe, des ventricules.

Le cœur est sain.

Les poumons présentent au sommet des granulations tuberculeuses; elles sont plus nombreuses à droite.

3° Date d'apparition des manifestations ophtalmoscopiques

Un point important à noter est la date d'apparition des lésions ophtalmoscopiques. Théoriquement, on comprend très-bien, à cause des connexions anatomiques qui unissent l'œil au cerveau, que les membranes profondes participent de moindres phlegmasies des enveloppes cérébrales et que les symptômes intra-oculaires soient les premiers en date; c'est ce que les faits vérifient dans quelques cas, et on comprend alors l'importance qu'acquiert, au point de vue diagnostique, la constatation de ce symptôme qui doit précéder les autres. D'autres fois, l'apparition est plus tardive.

4° Lésions ophtalmoscopiques à l'approche de la mort

Les altérations du fond de l'œil que nous avons signalées plus haut ne restent pas stationnaires : elles évoluent, et leur évolution est différente suivant que la méningite marche vers la guérison ou aboutit au contraire à une terminaison fatale.

Dans cette dernière circonstance, les lésions ophtalmoscopiques s'accentuent comme dans l'observation empruntée à la thèse de Chantemesse, dans laquelle trois heures avant la mort un nouvel examen ophtalmoscopique a fait constater l'état plus diffus de la papille, la tortuosité plus grande des veines. D'autres fois c'était à peine s'il y avait un léger nuage autour de la papille et trois heures avant la mort une zone blanchâtre, très-marquée, se répand tout autour de la papille et masque les vaisseaux (1). Enfin, à l'approche de la mort, la choroïde peut perdre une grande partie de son pigment, et le fond de l'œil présente des places blanches et décolorées. L'observation suivante en est un exemple.

Observation V

(Bouchut. — *Du Diagnostic des maladies du système nerveux*, 1866)

Méningite tuberculeuse. — Ophtalmoscopie. — Etat voilé des papilles. — Dilatation et flexuosité des veines rétiniennes. — Décoloration du fond de l'œil le jour de la mort.

Levron (Julie), âgée de deux ans, entrée le 16 août 1866 au n° 6 de la salle Sainte-Marguerite, à l'hôpital Sainte-Eugénie. Son père est

(1) Jaccoud et Labadie-Lagrave. Art. Méningite in *Dict. de méd. et ch.*, 1876.

inconnu, et la mère continuellement souffrante (phtisique), a eu trois enfants. Julie a eu des convulsions à neuf mois; à l'âge de dix-huit mois, elle est tombée d'un deuxième étage sur le sol; depuis cette époque, elle a toujours été souffrante et a eu des gourmes et des glandes au cou.

Le 2 août, l'enfant est devenue somnolente, et son état est resté le même jusqu'au 12 août; elle avait une garde-robe naturelle tous les jours.— Le 12, on lui a administré de l'huile de foie de morue, qu'elle a vomi et qui lui a donné de la diarrhée; depuis lors, elle a toujours vomi jusqu'au jour de l'entrée à l'hôpital, et elle a toujours de la diarrhée (deux ou trois selles liquides par jour); — une légère convulsion du côté droit a eu lieu le 15 août. Le 16, au matin, elle avait du strabisme et de la résolution musculaire du bras droit, sans perte de connaissance. Dans la nuit du 16 au 17, les yeux ont été agités par des mouvements convulsifs.

Etat actuel (17 août). — Enfant pâle et maigre; la face exprime l'abattement; — par moment on remarque un peu de strabisme. — La tête est fortement renversée en arrière, il y a rigidité de l'épine, et, pour asseoir l'enfant dans son lit, on l'a déplacé tout d'une pièce; — il semble qu'il reste un peu de faiblesse musculaire à droite. Aujourd'hui, dans la journée, elle a eu de légers mouvements convulsifs dans les yeux et dans le côté droit du corps. La sensibilité est conservée et peut-être même un peu exagérée. — Langue rouge sur les bords, blanche sur la partie médiane, gencive gonflée avec un liséré blanchâtre sur le bord libre; pas de vomissements; ventre avec paroi flasque, donnant à la main la sensation de pâte de farine; deux garde-robes liquides, pouls extrêmement fréquent: 190, onduleux; respiration expiratrice suspirieuse, râles ronflants des deux côtés, beaucoup plus nombreux à droite, on les entend sous la clavicule droite et non sous la clavicule gauche.

Dans l'œil examiné à l'ophtalmoscope on voit, à gauche, la rétine très-congestionnée, la papille confuse, peu apparente sur les bords, les vaisseaux dilatés, avec quelques flexuosités et un épanchement à l'angle de la division d'une des veines; — à droite, congestion moins grande, papille confuse, vaisseaux dilatés sans flexuosités ni hémorragie.

18.— L'enfant a eu les yeux grands ouverts presque toute la nuit; elle a eu quelques mouvements convulsifs dans le côté droit du corps. La face est pâle, égarée; la petite malade est littéralement baignée de sueur; la tête est renversée en arrière; les yeux sont ouverts, fixes; le ventre est flasque, et les anses intestinales se dessinent à travers la paroi. Pouls à peine perceptible, extrêmement fréquent, impossible à compter; respiration suspirieuse.

Décès, le 18 août à six heures du soir.

Autopsie (20 août). — Il s'écoule à l'ouverture du crâne une assez grande quantité de sérosité un peu louche. Le sinus longitudinal supérieur renferme un caillot non adhérent aux parois, noirâtre dans une partie de son étendue, dense et fibrineuse en arrière. Le sinus latéral gauche est rempli par un caillot qui offre les mêmes caractères; il en est de même des sinus pétreux du côté gauche; — à droite, les sinus sont gorgés de sang, mais ne renferment pas de caillots.

Les veines de la pie-mère sont presque toutes oblitérées par des caillots mous et noirâtres; on trouve sur leur trajet des traînées jaunâtres purulentes, et, de plus, sur la partie latérale de l'hémisphère droit, une dizaine de granulations tuberculeuses grises, résistantes, du volume d'une tête d'épingle. Les scissures de Sylvius sont le siége d'une infiltration purulente, sans granulations; on constate de même de l'infiltration purulente à la base, au niveau, en avant et en arrière du chiasma des nerfs optiques, ainsi qu'à la face supérieure du cervelet.

La substance cérébrale est ferme, résistante, avec un piqueté assez abondant dans le centre ovale de Vieussens. Les ventricules latéraux sont naturellement dilatés et remplis de sérosité opaline, dont on peut estimer la quantité à 60 grammes environ.

Le poumon droit présente, à son sommet et à sa partie antérieure, des tubercules assez volumineux en voie de ramollissement, et quel-

6

ques cavernules; dans le reste de son étendue, il est rempli d'une innombrable quantité de granulations miliaires, tuberculeuses, demi-transparentes, du volume de grains de semoule; — le poumon gauche présente dans toute son étendue les mêmes granulations, mais en nombre moins grand; il en existe dans le feuillet pariétal de la plèvre droite; les ganglions bronchiques sont hypertrophiés, tuberculeux.

Rien à noter du côté des organes abdominaux, si ce n'est des granulations tuberculeuses dans l'épaisseur de la tunique péritonéale de la rate et quelques plaques de décoloration dans le foie.

L'examen ophtalmoscopique, répété le jour même de la mort, a révélé, outre l'état voilé des papilles, outre la flexuosité des veines rétiniennes, des places blanches, décolorées, sur le fond de l'œil.

Ajoutons que, à l'autopsie, on a constaté à l'œil gauche que les veines rétiniennes étaient manifestement dilatées, fluxueuses, et que la choroïde, au pourtour du point d'entrée du nerf optique, avait perdu une grande partie de son pigment, ce qui explique l'aspect blanchâtre observé pendant la vie avec l'ophtalmoscope.

5° Lésions ophtalmoscopiques de la méningite guérie

Heureusement tous les cas de méningite tuberculeuse n'aboutissent pas à la mort. Sans vouloir toucher à cette grande question de la curabilité de la méningite tuberculeuse, nous pouvons admettre, et cela nous suffit, que la maladie présente dans sa marche des rémissions de plus ou moins longue durée, des temps d'arrêt plus ou moins prolongés. Les faits ne nous interdisent point cette opinion, et la « guérison temporaire (1) », en définitive, nous permettra de suivre le processus ultérieur des lésions de neuro-rétinite miningitique.

Dans quelques cas, quand les symptômes méningitiques ont cessé, les altérations ophtalmoscopiques s'effacent peu à peu et disparaissent, et on assiste peu à peu à un retour complet vers l'état normal, tant

(1) Vallin (Soc. méd. des hôp., 1878, p. 263).

fonctionnel que anatomique. Dans d'autres cas, on constate la persistance de la lésion ophtalmoscopique, et, dans ces cas, la lésion peut rester longtemps stationnaire ou aboutir petit à petit et progressivement à l'atrophie optique, qui représente alors la phase ultime et définitive d'un trouble antécédent.

Que devient alors l'image ophtalmoscopique de la neuro-rétinite méningitique? C'est par l'examen de la papille qu'on s'en rend compte; car, pour « l'atrophie du nerf optique, il doit être établi que le terme, tel qu'il est employé, est synonyme d'atrophie du disque. Car, en partant d'un point de vue clinique, le disque est notre guide; c'est en effet la seule partie du nerf visible et capable d'être examinée, et nous avons le droit d'adopter cette détermination, à cause de ce fait que l'atrophie du disque est toujours associée avec l'atrophie du tronc nerveux, et, inversement, l'atrophie du tronc nerveux est problablement toujours associée, si un temps suffisant est accordé, avec des changements atrophiques, dans le disque (1). »

La papille, qui, dans les premiers jours de la maladie, était œdématiée et estompée sur ses bords, devient plus nette; elle perd de sa rougeur, et petit à petit on la voit pâlir, devenir plus blanche qu'à l'état normal, arriver quelquefois à une couleur d'un blanc nacré et présenter des contours très-nets. En même temps, les artères deviennent très-grêles, ne renferment du sang que dans une faible longueur; mais les veines restent un certain temps tortueuses. On peut voir même toute trace d'inflammation antérieure disparaître et ne constater alors qu'une atrophie simple; c'est surtout chez les enfants que ces phénomènes se manifestent (2). Plus tard survient la période d'excavation. Il semble que, au point de vue de la marche de l'atrophie, on pourrait établir trois périodes, l'une d'ischémie, l'autre de décoloration, la troisième enfin d'excavation.

L'altération fonctionnelle porte chronologiquement sur la perception

(1) Benson, *des Causes d'atrophie autres que le glaucome* (*Brit. med. J.*, 1885).
(2) De Wecker et Landolt, *Traité*, t. IV, p. 414.

des couleurs, la vision centrale et enfin la vision périphérique. Ce n'est que quand l'acuité visuelle est déjà diminuée que le champ visuel se rétrécit, et son rétrécissement est concentrique, mais un peu irrégulier. Ensuite la diminution de la vision centrale et celle de la vision périphérique marchent de pair.

On ne peut préciser le rapport qui existe entre l'état fonctionnel et l'état anatomique ; souvent, avec une papille absolument blanche, il reste une vision relative ; d'autres fois encore, avec une image ophtalmoscopique n'indiquant qu'un état subatrophique, la vision est complétement abolie.

6° Lésions ophtalmoscopiques dans la méningite chronique

Dans la méningite chronique les mêmes lésions se produisent; mais, comme la maladie marche souvent insidieusement ou par poussées qui la font méconnaître, l'attention n'est attirée sur la lésion ophtalmoscopique que quand celle-ci s'accompagne déjà de troubles profonds dans le fonctionnement de la vision. Aussi ce n'est que rétrospectivement que de la lésion du fond de l'œil on remonte à la lésion méningitique, et, dans ce cas-là, non-seulement il faut faire le diagnostic que donne l'image ophtalmoscopique, mais il faut encore faire celui de la cause.

La lésion oculaire est en général double. Sa marche peut être lentement progressive ou au contraire très-brusque, quand on se base sur les manifestations fonctionnelles. C'est ainsi que, petit à petit, le malade passe de l'amblyopie à l'amaurose (Obs. VI), ou qu'au contraire il arrive immédiatement à une cécité absolue (Obs. VII). Il ne faudrait point croire cependant que ces états fussent toujours définitifs, car parfois la fonction visuelle se rétablit.

Les deux cas que nous avons observés à la clinique ophtalmologique rentrent : l'un, dans le premier ordre de ces faits ; l'autre, dans le second.

La première observation est celle d'une enfant qui a présenté une atrophie optique double à marche lentement progressive, puis régressive, au moins fonctionnellement, et chez laquelle, par les anamnestiques, il a été possible d'établir qu'il y avait eu une poussée méningitique; les stigmates de la tuberculose, dont cette enfant est marquée, ne permettent pas de mettre en doute sa nature tuberculeuse.

La seconde de ces observations est relative à un cas analogue, mais beaucoup plus obscur au point de vue étiologique, et dans lequel la cécité a été brusque et définitive.

Observation VI

(Personnelle)

Méningite tuberculeuse chronique. — Atrophie optique double.

La jeune R. L..., âgée de quatre ans et demi, est amenée pour la première fois aux consultations de la clinique ophtalmologique, service de M. le professeur agrégé Truc, le 17 novembre 1887.

Les antécédents oculaires de cette petite fille, personnels ou héréditaires sont absolument nuls.

Quant à ses antécédents généraux, ils comprennent, du côté de la famille, des convulsions auxquelles une jeune sœur aurait succombé vers l'âge de quatre mois, et une tendance très-grande aux inflammations broncho-pulmonaire, chez une autre sœur; au point de vue personnels, la rougeole, une fracture de la clavicule, une ostéite tuberculeuse du premier métacarpien droit et des phlegmasies pulmonaires répétées.

Le début de l'affection oculaire paraît remonter au mois de septembre précédent; à cette date, l'enfant se trouvant dans la rue est prise d'une frayeur extrême, pousse des cris très-perçants et est en proie à des contractures multiples; elle ne peut continuer son chemin et la mère demande asile dans une maison voisine, en attendant que s'achève cette pénible crise. La durée fut d'un quart d'heure. Il n'y eut ni vomissements, ni incontinence d'aucune sorte, ni constipation, et quelques instants après la marche était devenue possible, et rien ne paraissait subsister des phénomènes aigus que nous venons d'indiquer. Mais, une quinzaine de jours après, les parents s'aperçurent que la petite fille ne pouvait voir des deux yeux qu'en regardant de très-près et en plaçant l'objet à examiner de telle sorte qu'il se trouvât dans le champ de la vision périphérique.

Au premier examen (17 novembre), la petite fille se présente avec tous les attributs de la strume et de la tuberculose. Elle est profondément anémique, a ses ganglions sous-maxillaires tuméfiés, son premier métacarpien droit atteint d'ostéite tuberculeuse, sa tempe droite occupée par un abcès froid.

Elle s'avance avec l'habitus extérieur de l'amaurotique, la tête un peu déjetée en arrière, dirigeant ses yeux vers une source de lumière ou la cherchant dans l'espace.

Les deux yeux ne présentent aucune lésion apparente; les pupilles sont moyennement dilatées et très-contractiles.

L'examen ophtalmoscopique permet de constater des deux côtés une atrophie blanche des nerfs optiques très-manifeste.

L'acuité visuelle est très-diminuée, et cette diminution est plus marquée pour l'œil gauche.

Le traitement institué est un traitement général par l'huile de foie de morue et l'iode, et un traitement s'adressant à l'atrophie optique, l'électricité, sous forme de courants d'induction, au moyen d'une petite pile de Gaiffe. Les séances sont de dix minutes environ, les électrodes étant appliquées sur les régions temporales, et sont renouvelées trois fois par semaine. Au moment de l'électrisation, la petite fille ne manifeste aucune douleur, et interrogée, elle dit n'éprouver absolument rien sous cette influence.

Le 30 novembre, des poussées de blépharo-conjonctivite surviennent du côté droit et durent pendant cinq ou six mois.

Le 25 décembre, des deux côtés la vision est absolument abolie; elle n'est même pas quantitative, et les sources de lumière les plus vives, comme le soleil, le feu et l'éclairage artificiel, ne provoquent pas la moindre sensation lumineuse.

Ce n'est que le 3 janvier que la vision quantitative commence à s'effectuer dans l'œil droit; depuis, cette amélioration a été progressive.

En février, l'œil gauche commence à distinguer la lumière de l'obscurité.

Vers le mois de mars, les séances électriques, qui passaient presque inaperçues de la petite malade, furent pour elle la cause de douleurs assez vives au moment de l'électrisation et d'agitation considérable pendant la nuit suivante. Bien que l'enfant, qui est assez intelligente, déclarât qu'après chaque application électrique, elle y voyait beaucoup mieux, il ne fut fait que deux séances par semaine. Mais la tolérance pour l'électrisation diminua de plus en plus, et la mère, voyant son enfant ne cesser de pleurer pendant l'électrisation et effrayée de l'agitation qui s'ensuivait, cessa de l'amener à partir du mois de septembre. L'amélioration progressive de la vision continua cependant et devint plus évidente.

Entre temps, une complication nouvelle paraissait être survenue.

Au mois de juin, les parents avaient remarqué que la malade avait de la peine à fléchir la tête en avant; elle accusait en même temps des douleurs assez vives dans la région cervicale postérieure; mais cet état fut de peu de durée et l'attention des médecins ne fut pas attirée sur ce point.

Actuellement (1er décembre), la petite malade n'a point l'aspect trop anémique; elle a cependant encore ses ganglions sous-maxillaires engorgés. L'ostéite tuberculeuse du premier métacarpien est complétement guérie, et la peau adhérente au point où se trouvait le trajet fistuleux est le siége d'une cicatrice définitive. L'abcès froid de la tempe droite a complétement disparu. La flexion extrême de la tête en avant est impossible, et l'examen de l'état de la colonne vertébrale permet de constater que les cinquième et sixième vertèbres cervicales ont dû être envahies par un processus destructif qui les a fait s'affaisser et se porter en avant en entraînant avec elles la colonne cervicale qu'elles supportent. Les muscles de la nuque sont contracturés.

L'enfant tousse un peu et l'auscultation révèle quelques râles souscrépitants disséminés dans tout le côté gauche en arrière.

Les fonctions digestives s'effectuent normalement, et l'examen de l'abdomen ne révèle rien de pathologique.

Quant à l'état cérébral, il se traduit par une intelligence bien conservée, mais moyenne. Il n'y a pas de modification du caractère. Il n'y a pas de douleur.

L'odorat est bien conservé.

L'état oculaire laisse encore subsister la démarche d'amaurotique.

L'œil gauche est dévié en haut.

Il n'est le siége d'aucune lésion extérieure; seul, l'iris est fort peu contractile; la pupille est moyennement dilatée.

L'œil droit ne présente pas non plus de lésion extérieure, et l'iris, bien que paresseux, est un peu plus contractile; la pupille est également moyennement dilatée.

L'acuité visuelle est très-diminuée. Du côté gauche, les doigts ne peuvent être comptés à aucune distance; mais le passage de la main, à 0^m25, est signalé comme le passage d'une ombre. Du côté droit, les doigts sont comptés à 0^m25. L'acuité visuelle paraît s'exercer en un point de la vision périphérique.

Le champ visuel est très-rétréci concentriquement des deux côtés.

La distinction des couleurs simples est conservée; il y a doute pour le vert.

L'examen ophtalmoscopique montre des deux côtés une atrophie optique blanche, car la papille est nette, bien délimitée, circulaire, mais blanche et nacrée, et parcourue par des vaisseaux très-grêles. Il n'y a pas d'excavation.

Dans l'observation de la petite fille, le diagnostic de tuberculose ne paraît pas douteux. L'enfant est farcie de tubercules, le tissu cellulaire en a, le tissu osseux en a également, le parenchyme pulmonaire est suspect. Dès lors il n'y a rien d'étonnant que la poussée méningitique soit de même nature. A cet âge, on ne peut guère penser à autre chose qu'à la méningite tuberculeuse. Les congestions cérébrales qui se présentent chez les enfants tuberculeux ne s'accompagnent généralement pas de lésions oculaires aussi profondes. On pourrait opposer qu'il s'agit de syphilis héréditaire; mais rien, ni chez les parents, ni chez l'enfant, n'autorise à le supposer. Ce n'est pas davantage une tumeur embryoplastique ou sarcomateuse. Le diagnostic paraît d'une probabilité telle, quand on examine l'enfant, que nous le considérons comme une certitude.

Observation VII

(Personnelle)

Atrophie optique double, d'origine méningitique probable.

Louise R...., âgée de vingt-deux ans, est amenée, le 4 décembre 1888, à la consultation de la clinique ophtalmologique, service de M. le professeur agrégé Truc.

Au point de vue de l'hérédité, il n'existe pas d'antécédents oculaires dans la famille. Quant aux antécédents généraux, ils comprennent plusieurs morts par apoplexie chez les ascendants et quatre morts en bas âge, par suite de convulsions, chez de jeunes frères.

La malade elle-même n'avait jamais souffert des yeux, et, au point de vue de la santé générale, elle avait eu la variole à quatre ans et des adénites sous-maxillaires.

A l'âge de seize ans, les règles se supprimèrent; il y eut pendant deux mois des vomissements à peu près quotidiens, accompagnés de douleurs de tête extrêmement vives, de frissons le soir. La malade restait néanmoins debout; mais cet état, s'aggravant, la força de s'aliter pendant huit jours. C'est pendant ce temps que l'œil gauche se perdit, et il ne fallut pas plus de quarante-huit heures pour que la vision fût complétement abolie. Une rémission de quelques jours permit à la malade de se lever; mais cette amélioration momentanée fut rapidement suivie d'une aggravation qui lui fit garder le lit pendant huit mois, et dont la caractéristique symptomatique fut l'existence de douleurs de tête très-vives aux tempes et à la nuque et d'opisthotonos très-marqué, survenant par crises. C'est dans les premiers jours de cette seconde phase de la maladie que l'œil droit, jusque-là indemne, se perdit à son tour.

La santé générale se rétablit, les règles reparurent, mais l'affection oculaire resta stationnaire ; elle avait abouti à la cécité dès les premiers jours.

Un examen ophtalmoscopique fut pratiqué par M. le professeur agrégé Truc, en octobre 1887, et permit de constater, avec une abolition à peu près complète de la vision, une atrophie optique double et définitive. Un traitement électrique fut cependant institué, et, bien qu'il eût été prolongé et rigoureusement établi, il ne fut suivi d'aucun résultat.

Actuellement la jeune fille est pâle et anémique, mais non amaigrie. Les règles apparaissent régulièrement. Seule la muqueuse pulmonaire présente une grande susceptibilité.

Les yeux sont animés d'un nystagmus latéral incessant, les muscles fonctionnent bien à l'exception du muscle droit interne gauche qui présente un peu de parésie. Des deux côtés il y a un peu de conjonctivite chronique légère. Les pupilles sont moyennement dilatées et non contractiles.

L'examen ophtalmoscopique permet de constater des deux côtés également une atrophie papillaire complète caractérisée par une pâleur excessive de la papille à contours très-nets et par une gracilité extrême des vaisseaux. Les veines ne sont pas tortueuses.

Au point de vue de la fonction visuelle, nous notons des sensations subjectives de lumière blanche, rouge ou jaune. La lumière blanche est la plus constante. L'acuité visuelle est à peine quantitative et des sources de lumière très-vive, comme le soleil ou le feu, sont nécessaires pour la mettre en jeu. L'électrisation aux deux tempes avec les courants induits et les courants continus n'est suivie d'aucune sensation lumineuse. L'électrisation, au contraire, pratiquée avec les mêmes courants, l'électrode différente étant appliquée sur la paupière fermée et l'électrode indifférente à la nuque, amène des sensations de lumière rouge.

La tension oculaire est normale des deux côtés.

Le cas de cette grande jeune fille n'est pas, on le voit, très-net, au point de vue étiologique; mais il nous a semblé qu'il y avait au point de vue diagnostique une certaine probabilité, et c'est à ce titre que nous l'avons rapporté.

Les vomissements, les phénomènes fébriles et convulsifs du début, paraissent d'ordre méningitique; on ne peut, dans l'histoire pathologique de la jeune fille, retrouver autre chose que plusieurs frères morts de convulsions en bas âge, et des adénites sous-maxillaires, et on sait combien ces faits peuvent être sous la dépendance de la tuberculose.

Ce n'est, nous le répétons, qu'une probabilité, et nous ne voulons donner à cette observation d'autre importance, ni d'autre signification.

Le nombre des observations analogues doit être grand. Les malades ont des poussées méningitiques dont ils guérissent; on les perd ensuite de vue, et ce n'est que plus tard, quand l'affection oculaire paraît, qu'ils vont trouver un autre médecin qui n'a pas assisté à la maladie précédente et pour lequel cependant les anamnestiques et les symptômes qu'il observe alors permettent, avec probabilité, de porter le diagnostic d'atrophie méningitique; mais ce diagnostic doit être étudié avec une grande réserve, comme dans l'observation suivante, que MM. Truc et Masmejean ont publiée dans le *Premier Bulletin de la Clinique ophtalmologique de Montpellier*.

Observation VIII

(Truc et Masmejean. — *Premier Bulletin de la clinique ophtalmologique*, in *Montpellier médical*, 1887.)

Amblyopie et amaurose.

C... (Emile), sept ans. Bonne santé. Pas d'antécédents héréditaires ou personnels notables. C'est un enfant blond, un peu lymphatique, mais assez vigoureux. Son affection oculaire remonte à cinq mois environ.

L'enfant jouait à côté de sa mère, quand on constata que la vision, fort bonne auparavant, était complétement abolie. Examinant alors les yeux du petit malade, on aurait constaté comme une « eau tremblotante » à travers la pupille droite; il existait une vive rougeur aux pommettes. Transporté aussitôt sur un lit, il resta évanoui pendant plusieurs minutes. Il se levait quelques jours après, mais les pupilles étaient très-dilatées et la vision nulle. La vue cependant revenait petit à petit, surtout du côté droit.

Il y a trois mois, l'enfant devint subitement rouge, congestionné; les poignets étaient serrés; il rendit par la bouche un lombric volumineux. Au bout de douze heures, tout rentra dans l'ordre.

Lors de notre examen (1er juillet), on constate que la vue du côté gauche est très-affaiblie et qu'elle a presque totalement disparu à droite. Des deux côtés, la lumière rétrécit la pupille. L'éclairage oblique ne révèle aucune lésion; l'examen ophtalmoscopique montre des deux côtés des milieux très-transparents, un fond d'œil peu pigmenté; papille pâle, presque blanche à droite et les vaiseeaux grêles. Pas d'excavation marquée.

Du côté droit, dans le regard en haut, les vaisseaux choroïdiens sont très-visibles, très-volumineux; ils forment comme un gros pâté rougeâtre. Rien de semblable à gauche. Traitement tonique, excitant; électricité.

Le 29 juillet, l'enfant retourne à la campagne. Il suit de l'œil une bille qui roule, mais il ne voit pas la région externe; la région interne gauche et l'œil droit n'ont qu'une vision quantitative.

Dans les cas que nous venons de signaler, l'atrophie était double, mais quelquefois elle est unilatérale, Comme cette limitation à un seul côté est assez rare, nous empruntons au *Bulletin de la clinique des Quinze-Vingts* une observation qui, à ce point de vue, nous a paru devoir être relatée.

Observation IX

(Dr Coroenne.—*Bulletin de la clinique nationale ophtalmologique de l'hospice des Quinze-Vingts*, avril-juin 1887, p. 115).

Atrophie unilatérale chez un enfant. — Suite de troubles méningitiques mal caractérisés.

L'enfant G... (Mathilde), âgée de six ans et demi, est née avec une déviation complète de l'œil droit du côté interne. Elle a toujours été chétive. A deux ans, elle avait une fluxion de poitrine, puis une fièvre muqueuse, et elle aurait été alitée pendant plusieurs mois. A quatre ans, elle aurait eu une pleurésie : mais la mère ne peut préciser la nature de ces affections, et rien n'indique qu'il n'y a pas eu en même temps quelque trouble d'ordre méningitique. Depuis, elle s'est toujours bien portée, mais est demeurée délicate. Elle n'a jamais eu ni convulsions, ni maux de tête, ni vomissements.

Le père et la mère sont vigoureux et bien portants. Trois des aïeux vivent encore en très-bonne santé; l'aïeul, du côté maternel, serait mort « d'un anévrisme au cœur. » L'aïeul paternel serait sujet à des douleurs articulaires. Les bisaïeux, du côté maternel, existent de même, sans être atteints d'aucune maladie grave; le bisaïeul serait sujet à des accès d'asthme. Enfin, un autre petit garçon de seize mois est d'une santé parfaite. Pas de fausses couches chez la mère.

L'enfant avait trois ans et demi, lorsque, mettant un bandeau sur l'œil gauche, on s'aperçut qu'elle ne voyait plus de l'œil droit. Un premier examen fit constater alors : O D, perception qualitative seule conservée ; O G, V = 2/3 diff.

Le strabisme, qui était excessif dès le naissance, a été graduellement en s'atténuant. Actuellement, il est à peine caractérisé ; mais, à la moindre émotion, l'œil se reporte en dedans.

A l'ophtalmoscope, l'œil gauche est normal; l'œil droit présente une atrophie papillaire très-avancée, d'un gris bleuâtre opaque et à bords nettement tranchés. Les vaisseaux sont considérablement diminués en volume. Il existe, dans les régions externe et inférieure, des foyers irréguliers d'un jaune pâle, indiquant une dépigmentation locale de la choroïde. On retrouve en effet, à l'image droite, quelques points pigmentaires isolés; mais on n'en découvre pas trace le long des vaisseaux. Enfin, le champ visuel paraît conservé en dehors et en bas, car l'enfant compte les doigts et distingue les objets dans cette direction; mais sa détermination au périmètre demeure impossible.

B. — TUBERCULES DE LA CHOROÏDE

Toutes les altérations que nous venons de voir s'exercent en quelque sorte à distance, ou, s'il y a propagation directe, ce n'est qu'une propagation de l'inflammation banale; mais il peut y avoir plus. Les éléments tuberculeux eux-mêmes des méninges peuvent produire l'éclosion d'éléments identiques dans les membranes profondes de l'œil. L'ophtalmoscope révèle alors l'existence de granulations tuberculeuses sur la choroïde, car c'est sur cette membrane vasculaire qu'ils se développent. Ils apparaissent alors à l'ophtalmoscope sous la rétine transparente, en petit nombre isolés ou réunis et tranchent par leur aspect blanchâtre sur la teinte rouge du fond de l'œil, ils ont d'ailleurs des contours assez nets. Ils sont quelquefois entourés de pigment. Leur siége est dans l'hémisphère postérieur de l'œil. Quant à leur volume il est très-variable. Certaines granulations tuberculeuses sont invisibles, d'autres acquièrent jusqu'au volume d'une lentille.

Les rapports que ces granulations affectent avec les vaisseaux permettent de voir qu'elles sont au-dessous de la rétine.

Les lésions de choroïdite tuberculeuse s'accompagnent la plupart du temps de celles de la neuro-rétinine (Obs. X). Aussi la symptomatologie de cette choroïdite est loin d'être spéciale.

Quant à la valeur symptomatique de la choroïdite tuberculeuse, elle est, pour la plupart des auteurs, caractéristique de la tuberculose généralisée, et le fait est établi par des observations. La réciproque n'est pas admise, et bien des granulies généralisées laissent indemne la choroïde.

Quant à la signification de la choroïdite tuberculeuse, nous ne dirons pas, comme M. Henry Bouchut, en 1884 : « Quand elle existe, il y a toujours une granulie générale. »

Une observation, communiquée par M. Dujardin-Beaumetz à la Société médicale des hôpitaux, en 1878, établit, en effet, nettement que le tubercule de la choroïde peut exister dans la méningite tuberculeuse, sans qu'il y ait tubercules dans les autres parties du corps. La valeur pronostique même du tubercule choroïdien n'indique point forcément une terminaison fatale, puisque le malade de M. Dujardin-Beaumetz a guéri.

Observation X

(M. Dujardin-Beaumetz. — Société médicale des hôpitaux, 1878)

Méningite tuberculeuse. — Arrêt dans la marche de la maladie. — Guérison des symptômes. — Neuro-rétinite et tubercule de la choroïde.

Harlay (Henri), âgé de vingt-trois ans, charretier, entre le 12 octobre 1878 dans le service du docteur Dujardin-Beaumetz; il est couché à la salle Saint-Lazare, n° 21.

Ce garçon déclare n'avoir souvenir d'aucune affection dans sa jeunesse. Ses parents lui auraient dit que, enfant, il a été, à plusieurs reprises, très-malade.

Dans la famille, ils ont été douze enfants; ils sont tous vivants et bien portants, sauf deux, l'un mort à dix ans (une sœur), l'autre mort peu de temps après sa naissance. Son père, qui était un buveur, serait mort phtisique, et sa mère aurait succombé à la même maladie; elle était diabétique.

Il a toujours mené une vie assez dure; maçon dans son pays jusqu'en 1877, il est arrivé à Paris à cette époque, où il fait depuis lors le métier de charretier.

Il y a six mois, ce garçon, dans une rixe, a reçu un coup de canne plombée qui lui a fait perdre connaissance et qui a amené une plaie du côté gauche de la tête. Cette plaie s'est cicatrisée sans traitement et le malade n'a pas consulté de médecin à ce sujet. Il prétend qu'à partir de ce moment, il a eu des crampes dans les jambes; mais tous ces symptômes ont complétement disparu depuis trois mois, et il jouissait d'une santé parfaite jusqu'au 12 octobre.

Le 12 octobre 1878, après son souper, notre homme se trouva pris tout à coup d'un frisson; il claquait des dents, tremblait de tous ses membres, etc.; ses camarades le portèrent à l'hôpital à huit heures du soir. Il fut couché au n° 31 de la salle St-Lazare; il sua beaucoup la nuit, puis il s'endormit.

Le lendemain matin, son état était bien meilleur à la visite, et on ne constate chez lui qu'un peu d'abattement et un état saburral des premières voies; d'ailleurs, le malade lui-même dit qu'il se sent un peu faible, mais son état ne ressemble en rien à celui de la veille. Il n'a pas été à la selle depuis deux jours. On le purge. (Eau de Sedlitz, deux verres.)

14. — Même état. Pas de selle. Le soir, à six heures, frissons, chaleur, sueurs. L'accès dure environ une heure et demie à deux heures. T. axill., 39°6.

15. — Le lendemain matin, accablement, mais point de douleur. On ordonne le sulfate de quinine (0 gr. 50), que le malade prendra deux heures avant l'accès prévu pour le surlendemain vers six heures.

17. — On donne le sulfate de quinine. Pas d'accès.

18. — Accès à trois heures de l'après-midi, plus violent que le précédent. T. axill., 40°. On prescrit 0,50 sulfate de quinine, à prendre tous les jours. Eau de Sdelitz, deux verres. Repos au lit.

22. — Peu d'appétit. Urines, pas d'albumine. Une selle la veille.

25, — Nouvel accès à deux heures de l'après-dîner qui dure jusqu'au lendemain matin. Nous trouvons le malade en pleine période de sueur. La période de frisson a été très-longue, au dire du malade, et d'ailleurs, à la visite du soir, elle nous a paru très-intense. Le malade était pâle, répondait à peine aux questions, claquait des dents. Il était dans cet état depuis deux heures de l'après-midi. Le lendemain matin, on prescrit 1 gr. de sulfate de quinine.

30. — Nouvel accès plus faible que le précédent.

3 novembre. — On cesse le sulfate de quinine, le malade n'ayant pas eu d'accès ; selle liée. État général très-bon. Le malade se lève, va et vient ; il veut quitter prochainement le service et reprendre le travail.

5. — A la visite du soir, il se plaint de céphalalgie intense ; la lumière le fait souffrir. Les membres paraissent douloureux au moindre contact. T., 37°8. Pouls, 88. Point de douleur, ni aucun signe du côté des viscères. Poitrine saine. Rien d'anormal dans les urines.

6. — Cet état persiste. T. : soir, 38°. Pouls, 109. Il est plus difficile à compter, paraît petit, moins régulier.

7. — Pouls tombé à 48. Les pupilles sont inégales ; celle de gauche paraît dilatée. Pas de vomissement.

Le malade a du strabisme (il y a longtemps, dit-il, qu'on lui a appris qu'il louchait un peu), mais c'est la première fois que nous nous en apercevons ; d'ailleurs ce serait, d'après son dire, de l'œil gauche qu'il loucherait. Or, c'est de l'œil droit qu'il louche actuellement ; sa respiration ne semble pas régulière : environ 14 inspirations par minute.

Cœur : pas de soufle. Poumon : rien. Abdomen non douloureux. Constipation. Pas de vomissements, ni de nausées.

La douleur de la tête est générale, mais elle est surtout forte au niveau des deux tempes. Pas de paralysies, pas de contractures. Quand on touche les membres gauches, surtout le membre supérieur, on produit facilement de la douleur ; rien de particulier à droite.

T. : matin, 36°4 ; soir, 36°4. Pouls, 48.

8. — T. : 36°8, matin ; 36°4, soir. Pouls, 52.

9. — La respiration est plus lente que la veille, mais régulière. Pas de vomissements.

Le bras gauche paraît un peu raide, fait difficilement les mouvements. Strabisme très-net.

L'œil droit est dévié en dedans. La pupille du même côté est dilatée. Il semble donc qu'il y ait à la fois paralysie du nerf oculaire interne et du nerf oculaire externe. T. : matin, 36°6 ; soir, 36°4. Pouls, 56. Pendant la nuit, perte de connaissance, cris d'hydrencéphalique.

10. — Le lendemain matin, le malade ne répond pas aux questions qu'on lui pose.

Il est couché sur le côté gauche, la tête cachée dans son oreiller; facies rouge; strabisme interne (droit). Pupille fortement dilatée à droite. Il est impossible de tirer de lui une seule parole. Le bras droit résiste à peine aux mouvements forcés qu'on veut lui imprimer; la jambe droite de même. Cette résistance n'est pas exagérée; elle paraît normale. Le bras gauche est contracturé; les doigts pliés dans la main, la main sur l'avant-bras, l'avant-bras sur le bras. On ne peut, même avec de violents efforts, les étendre. Cuisse, jambe du côté de la face plantaire, c'est-à-dire que l'extension du pied est forcée. Quand on touche, pince, ou qu'on fait reposer un corps froid sur les membres du côté droit, on n'obtient aucun phénomène particulier.

Au contraire, quand on touche simplement les membres supérieurs et inférieurs du côté gauche, on produit de la douleur, ce qu'expriment la physionomie du malade et ses gémissements. En pinçant fortement les deux membres du côté gauche, on le réveille de sa torpeur; il crie, et, par ce pincement et par l'application de corps un peu froid, on produit des mouvements réflexes du côté gauche.

Constipation. Calomel, 0 gr. 10 en vingt paquets ; glace sur la tête. Temp. axill. : matin, 36°6 ; soir, 36°4. Pouls, 56. Respiration régulière. Troubles de la circulation de la face; tantôt rougeur, tantôt pâleur.

11. — L'état persiste. Cependant le malade a les yeux ouverts; il louche toujours; regard vague, hébété; il ne comprend pas ce qu'on lui dit; ne parle pas.

L'hyperesthésie persiste dans les membres gauches. La contracture persiste dans le bras gauche (rien à droite). Le malade boit aujourd'hui ce qu'on lui présente. On continue la glace sur la tête. Calomel, 0 gr. 10 en vingt paquets. Une selle dans la journée. T. : soir, 36°6. Pouls, 56.

12.— Le malade comprend quelques paroles et répond, mais vaguement. Il n'a pas conscience de ce qui s'est passé dans les deux jours précédents. Selle dans la journée ; il a dormi un peu. Face assez pâle. Un peu d'amaigrissement, quelques nausées (un seul vomissement très-peu abondant).

Le strabisme a beaucoup diminué, mais la pupille est toujours dilatée. La contracture du bras existe encore, mais a beaucoup diminuée. L'hyperesthésie persiste, mais sans que le pincement produise des mouvements réflexes pareils à ceux qu'on obtenait deux jours auparavant.

Pouls : matin, 52. T. axillaire, 37°2.— Pouls : soir, 68. T., 36°4.

13.— Pouls, 80. T. axillaire, 36°4. Plus de contracture du bras. Encore un peu de dilatation de la pupille droite. Le strabisme a diminué. Constipation. Anesthésie du côté gauche (membre supérieur et inférieur), à la place de l'hyperesthésie des jours précédents.

La santé est presque complète. Plus de céphalalgie ; le malade est gai, mange, etc.

Les jours suivants, l'état du malade s'améliore de plus en plus.

20.— A cette date, notre homme est complétement remis depuis plusieurs jours. Il va et vient ; il veut s'en aller. Il ne louche plus de l'œil droit. Il conserve du côté gauche le strabisme léger qu'il a toujours eu, dit-il.

M. Dujardin-Beaumetz avait porté le diagnostic de méningite tuberculeuse non-seulement à cause de tous les symptômes classiques, sauf les vomissements, mais encore à cause de l'hérédité manifeste ; et, quand survint la guérison, le médecin de l'hôpital Saint-Antoine pensa se trouver simplement en présence d'une rémission qui serait bientôt suivie d'un retour agressif de la maladie capable d'enlever le malade.

Il n'en fut rien, et, bien que certain de son diagnostic, M. Dujardin-Beaumetz fit examiner son malade par le docteur Meyer ; les lésions ophtalmoscopiques constatées furent indiquées dans une note écrite

Note de M. le Dr Meyer. — Œil droit. A l'ophtalmoscope, on trouve la papille du nerf optique légèrement voilée, surtout à sa périphérie. La partie supérieure et interne du nerf optique est le siége d'une exsudation qui se propage sur les parties voisines de la rétine. Les vaisseaux disparaissent en partie sous cette exsudation. Sur le reste du fond de l'œil, les artères paraissent avoir leur calibre normal, tandis que les veines sont dilatées, tortueuses et d'une nuance plus foncée. En remontant le cours d'une de ces veines, dans la moitié supérieure interne de la rétine, on découvre, au voisinage de la première bifurcation de ce vaisseau, une opacité légèrement proéminante au-dessus du niveau du fond de l'œil. Cette opacité, de forme presque ronde, de couleur jaunâtre, ombrée sur les bords, presque claire au sommet, est située derrière la rétine, dont elle soulève visiblement l'un des vaisseaux.

A l'examen fonctionnel, on trouve la force visuelle de cet œil normale, ainsi que son champ visuel. Le malade a perdu la perception exacte des couleurs. Il ne reconnaît pas le violet, prend le vert pour du jaune et le bleu pour du vert. Il distingue encore le rouge très-vif.

Les symptômes physiques signalés se résument dans le diagnostic : neuro-rétinite et tubercule de la choroïde.

Le malade quitta l'hôpital guéri et sa guérison se maintint.

Ce n'est que très-rarement que les granulations tuberculeuses, au lieu de siéger dans la choroïde, se trouvent dans la rétine (1).

(1) Henry Bouchut, Thèse 1884, obs. VIII.

CHAPITRE V

DIAGNOSTIC

L'ophtalmoscope, en nous permettant de constater les lésions que nous avons signalées en faisant la symptomatologie, nous permet de diagnostiquer, à leur période inflammatoire, les altérations méningitiques des autres altérations. On différencie ces lésions de celles qui sont placées sous l'influence des tumeurs, par la saillie bien moindre de la papille et surtout par l'absence de vaisseaux de nouvelle formation. Les phénomènes concomitants, et surtout les symptômes fébriles, attireront l'attention sur la méningite. S'il s'agit d'un tubercule méningé, nous aurons la névrite des tumeurs; mais là encore nous n'aurons pas de fièvre, l'âge du sujet et la coexistence d'autres lésions tuberculeuses dans l'économie, nous mettront sur la voie du diagnostic.

Nous pourrions aussi trouver des lésions ophtalmoscopiques dans la fausse méningite, et, contrairement à l'opinion de M. Bouchut (1), MM. Jaccoud et Labadie-Lagrave (2) pensent qu'entre la vraie et la fausse méningite « l'ophtalmoscope lui-même ne permet pas toujours de trancher la question, mais il indique par l'hyperémie papillaire la congestion des méninges dans la pseudo-méningite, comme dans la vraie méningite; seulement, dans cette dernière, l'ophtalmoscope in-

(1) *Diagnostic des maladies du système nerveux.*
(2) Art. Méningite du *Dict. de méd. et chir.*

dique un degré de plus, la gêne circulatoire du cerveau par l'œdème papillaire, les stases et les thromboses phlébo-rétiniennes. »

Ce sont ces dernières particularités qui permettront de distinguer la méningite de la congestion cérébrale, et c'est là un point fort important de clinique enfantile, car « l'encéphale chez l'enfant peut être frappé comme chez les adultes de congestion aiguë ou chronique capable d'occuper les deux ou un seul hémisphère, ou même de se localiser à un sillon, à une région ou à un point particulier du cerveau. Cette affection est loin d'être rare chez les enfants (1). » La forme chronique peut être le prélude de la méningite.

L'examen ophtalmoscopique tranchera encore la question entre la vraie méningite et ces poussées fébriles qui accompagnent les sutures osseuses du crâne.

Les lésions ophtalmoscopiques bien constatées conduisent au diagnostic de méningite ; mais l'absence de ces lésions et de troubles oculaires fonctionnels n'indique pas que la méningite n'existe pas ; la lésion ophtalmoscopique est un symptôme fréquent, puisqu'elle est constatée, en moyenne, au moins 80 fois sur 100 cas, mais elle n'est point forcée. Elle n'est qu'un symptôme et, comme telle, elle ne peut avoir de caractère absolu ; elle est essentiellement contingente. Seule, sa présence bien constatée est un signe affirmatif de la plus haute valeur, puisqu'elle n'existe pas dans les états qui simulent la méningite.

Son importance est grande, car l'œil, étant en quelque sorte une expansion anatomique du cerveau, participe des moindres phlegmasies de ses enveloppes, même à leur début, et théoriquement on comprend ainsi, *à priori*, que les altérations du fond de l'œil soient constatables avant que les divers éléments qui constituent le tableau clinique aient pu encore être rassemblés. Les faits viennent pleinement à l'appui de cette manière de voir, et la lecture des observations montre la précocité du trouble apporté dans l'image ophtalmoscopique.

(1) Jules Simon, *de la Congestion cérébrale chez les enfants, de son importance au point de vue du développement de la sclérose, de la méningite*, etc. (*Progrès médical*, 23 février 1884).

Pour la période avancée de la lésion, la période atrophique, le diagnostic se fait encore par l'image ophtalmoscopique qui présente, avec une pâleur très-grande, de la tortuosité des veines et l'absence de ce volumineux œdème péripapillaire des tumeurs.

Ici les troubles fonctionnels sont plus facilement appréciables qu'au milieu des phénomènes aigus de la méningite.

Au début de la période atrophique, le diagnostic n'est pas toujours aisé. « Le nerf optique peut être très-pâle et les vaisseaux de la rétine très-grêles, la surface du nerf étant légèrement excavée ; cette pâleur du nerf et la réduction du calibre des vaisseaux peuvent être considérés comme une preuve d'atrophie, quand c'est simplement un indice de misère générale de la circulation, d'anémie, et nullement dû à des phénomènes nerveux (1). » La réaction électrique peut trancher la question.

Si, par exemple, on hésitait entre une amblyopie par intoxication ou une amblyopie par atrophie, on pourrait, comme l'a indiqué Abadie (2), pratiquer une injection sous-cutanée de pilocarpine, et la persistance de la faiblesse de l'acuité visuelle indiquerait l'existence d'une atrophie. La réaction électrique est ici encore un excellent moyen, car, dans l'atrophie, pour provoquer un phosphène, il faut un courant plus intense en milliampères que quand le tissu nerveux n'est pas dégénéré.

La recherche de la réaction secondaire, suivant la méthode de M. Darier (3), constitue un excellent moyen de diagnostic; tandis que, à l'état normal, il suffit de 1/10 de millampère pour produire cette réaction à l'état atrophique, quelquefois, même avec plusieurs milliampères, on ne peut l'obtenir.

Quand on aura assisté à l'évolution de la méningite, on n'aura le plus souvent aucune difficulté pour retrouver le cause de ces altérations ophtalmoscopiques.

(1) Noyes, *de Certains Troubles fonctionnels de la vue indûment attribués à des lésions cérébrales par des anomalies physiologiques que présente le fond de l'œil à l'ophtalmoscope* (*New-York med. Journal*, 10 fév. 1883).

(2) *Union médicale*, 12-26 mars 1887.

(3) *Société franç. d'oph.*, janvier 1884.

Dans le cas contraire, ce ne sera que par les anamnestiques et un examen complet du malade qu'on pourra relier le trouble oculaire à l'affection méningitique.

Quant au tubercule choroïdien son aspect est caractéristique, il est sous-vasculaire, régulier, et ne peut nullement être confondu avec les exsudats.

Le diagnostic de lésion ophtalmoscopique de la méningite tuberculeuse étant posé, pouvons-nous avoir quelques notions sur le siége de la lésion intra-crânienne?

L'existence d'un tubercule méningé étant admise, si la lésion ophtalmoscopique est simple, c'est que ce tubercule, qui est en somme une véritable tumeur, siége dans un seul hémisphère; il est assez difficile de préciser lequel. Nettleship a vu constamment les tumeurs siéger dans l'hémisphère opposé à la lésion oculaire (1). Si la lésion est double, il y aura des probabilités pour que la tumeur siége à la base; mais le fait n'est point absolu, puisque des tumeurs de la convexité peuvent produire les altérations du fond de l'œil.

L'examen attentif des troubles concomitants confirmera ou imposera le diagnostic du siége. Supposons que nous ayons une paralysie limitée à la sphère des deux oculo-moteurs, ou bien une paralysie d'un nerf olfactif qui se manifestera à nous par une anosmie de la narine correspondante, nous serons bien autorisés à penser alors que le tubercule méningé s'est développé dans ce « lieu de prédilection des lésions » méningitiques, dont les limites sont: en arrière, les pédoncules cérébraux; en avant, le chiasma et les bandelettes optiques.

Si la paralysie, au contraire, est hémiplégique ou monoplégique, c'est qu'elle reconnaît comme cause une altération des centres psychomoteurs, et le diagnostic de tubercule de la convexité s'impose alors à l'esprit.

Les mêmes considérations s'appliquent exactement à la méningite.

La prédominance des méningites de la base, dans l'étiologie des

(1) *Brit. med. Journ.*, p. 1081, 2 déc. 1882.

lésions oculaires, permet de supposer que là est le siége de l'altération; mais les méningites de la convexité peuvent aussi les produire. Ce que nous venons de dire des lésions concomitantes est également applicable ici. Il n'y a qu'un point qui diffère: c'est que l'unilatéralité des troubles oculaires indique une méningite tuberculeuse du même côté, du moins le fait est généralement admis (1).

(1) Dujardin-Beaumetz (Société médicale des hôpitaux, 1878).

CHAPITRE VI

PRONOSTIC

Il ne semble pas qu'au point de vue de la gravité de la méningite tuberculeuse la lésion ophtalmoscopique ait quelque importance. Mais là où elle nous intéresse par-dessus tout, au point de vue pronostique, c'est quand la méningite tuberculeuse guérit. Il faut alors se demander si la lésion constatée au fond de l'œil va rester stationnaire, rétrocéder ou aboutir à l'atrophie. Le pronostic doit être extrêmement réservé. Il est, en effet, des cas où les phénomènes œdémateux papillaires disparaissent et où la vision se rétablit complétement.

Le défaut de parallélisme entre l'état fonctionnel et l'état anatomique peut indiquer un pronostic favorable, surtout quand c'est l'état anatomique qui est le moins accusé. L'observation qui suit en offre la preuve manifeste. Il s'agit d'un enfant qui, après une méningite tuberculeuse, présenta une cécité absolue, et chez lequel l'examen ophtalmoscopique ne fit constater qu'une faible gêne circulatoire du côté des nerfs optiques, mais pas de névrite.

Observation XI

(Personnelle)

Méningite tuberculeuse. — Guérison. — Cécité absolue. — Altérations ophtalmoscopiques légères. — Rétablissement de la vision.

Le jeune X., alors âgé d'un an, présenta, le 10 avril 1885, un début de méningite tuberculeuse. La maladie évolua suivant la marche classique, il y eut des vomissements, des phénomènes convulsifs d'abord, paralytiques ensuite, de la fièvre et des troubles trophiques du côté du système pileux. Le diagnostic de méningite tuberculeuse fut posé par MM. les docteurs Bourguet et Thomas (de Béziers), qui soignèrent le malade pendant tout le cours de sa maladie et eurent la satisfaction de le voir arriver à la guérison.

Mais, dans le cours de la maladie, vers le 1er mai environ, des symptômes oculaires s'étaient manifestés, l'œil droit s'était dévié en haut, et la vision avait complétement disparu des deux côtés. Aussi, quand l'enfant fut complétement rétabli, il fut amené à Toulouse auprès de M. le docteur Terson, qui ne constata à l'ophtalmoscope ni signes de névrite, ni signes d'atrophie. Il n'y avait qu'un peu de gêne de la circulation du côté des nerfs optiques.

Le traitement institué fut le même que celui qui avait antérieurement été prescrit, il consista en iodure de potassium.

La cécité absolue persista des deux côtés jusqu'au mois d'octobre suivant. A ce moment, le vision commença à s'exercer simultanément par les deux yeux très-faiblement d'abord, mais progressivement ensuite, de façon à permettre aujourd'hui la lecture au petit malade.

Pour voir ce qu'étaient devenus les troubles objectifs et subjectifs présentés par cet enfant, nous nous sommes rendu à Béziers le 9 décembre 1888, et, accompagné de M. le docteur Bourguet, nous avons pu constater que l'enfant, qui a aujourd'hui quatre ans et demi, était complétement guéri de son affection méningitique, avait l'air assez vigoureux, et était en possession de toute son intelligence, que le sens de l'odorat était intact.

Quant aux symptômes oculaires, ils se réduisent à une déviation légère de l'œil droit, qui est un peu porté en haut. Il n'y a pas de diplopie. Extérieurement, les deux yeux n'offrent rien d'anormal, la pupille est moyenne et très-contractile.

L'acuité visuelle est presque normale, presque égale à 1 du côté gauche; elle est diminuée du côté droit, où elle est de 1/2 environ. Des deux côtés la distinction des couleurs est parfaite; le champ visuel ne peut être pris.

A l'ophtalmoscope, on constate du côté droit une pâleur très-légère de la papille, et un peu de dilatation veineuse. L'examen ophtalmoscopique du côté gauche montre une papille et un fond d'œil normaux.

Cette observation nous paraît indiquer, comme nous le disons plus haut, la gravité moindre du pronostic quand l'ophtalmoscope ne fait constater que des lésions peu accusées, alors même que l'état fonctionnel est fort grave.

Le phénomène de la réaction secondaire, indiqué par M. Darier (1), peut diriger le pronostic. Un courant électrique appliqué au voisinage de l'œil détermine une première sensation lumineuse, la réaction primaire; cette réaction une fois obtenue, l'intensité du courant capable de provoquer une nouvelle sensation lumineuse, la réaction secondaire, est beaucoup plus faible à l'état normal, où il suffit d'un courant de 1/10 de milliampère. Mais, à l'état pathologique, la réaction électrique reste normale si l'on a une papille simplement étranglée ou œdémateuse; elle est, au contraire, affaiblie ou abolie s'il s'agit d'une véritable névrite qui se terminera par l'atrophie et la perte de la vision.

Il est d'autres cas où la lésion reste un certain temps stationnaire et pendant ce temps le malade est atteint d'amblyopie ou d'amaurose; mais là encore les fonctions peuvent se rétablir.

Enfin le dernier terme, l'atrophie, qui succède à l'inflammation, ne permet pas de fonder beaucoup d'espérance sur le sort ultérieur de la vision. On ne peut cependant se prononcer d'une façon absolue. « Les malades, après avoir perdu la vue dans la période aiguë, peuvent recouvrer jusqu'à un certain degré les fonctions visuelles et les conserver, quoique affaiblies, durant le reste de leur vie (2). » C'est exactement ce qui se produit dans l'observation VII, où nous voyons, avec une atrophie double, la vision augmenter petit à petit; elle doit s'exercer

(1) *Société française d'ophtalmologie,* 28-31 janvier 1884.

(2) Bergougnoux, *Pronostic de l'atrophie papillaire*. Thèse de Lyon, 1885, p. 41.

par quelques fibres restées saines. D'ailleurs on sait que l'atrophie optique constatée à l'ophtalmoscope permet, dans quelques cas, à la vision normale de s'exercer (1). Ce fait ne s'explique guère que par l'intégrité de certains éléments.

De nos observations, il semblerait résulter que plus la perte de la vision a été rapide (Obs. VIII), plus le pronostic est grave.

D'une façon générale, le pronostic est plus sérieux chez les adultes que chez les enfants; on sait en effet que, chez ces derniers, la guérison est possible dans les amauroses consécutives aux affections intra-crâniennes, ou médullaires (2).

Les tubercules de la choroïde semblent avoir un pronostic plus grave pour l'existence, mais le fait n'est point absolu. Pour le fonctionnement de la vision, le pronostic se confond avec celui de la neuro-rétinite qui les accompagne généralement.

Le pronostic doit donc être très-réservé, mais il n'est point fatal pour la vision, même à la période d'atrophie.

(1) Rumszewicz, *Medycyna*, n° 8, 1886.

(2) Nettleship, *Guérison de l'amaurose chez les enfants* (Oph. Soc., 5 juin 1884. *The Lancet*, n° 24).

CHAPITRE VII

TRAITEMENT

Le traitement des lésions ophtalmoscopiques de la méningite tuberculeuse relève de deux indications bien distinctes, en rapport avec le moment de ces lésions. Au début, au moment où toute la lésion est œdème ou inflammation, l'indication formelle est d'amener la résorption de cet œdème ou l'arrêt de cette inflammation; à la période terminale, où tout est atrophie, l'indication non moins formelle est de conserver ou de ranimer par tous les excitants possibles la vitalité des éléments nerveux.

Les phénomènes d'œdème ou d'inflammation sont rationellement combattus par le traitement de la méningite tuberculeuse, lorsque celui-ci emprunte ses moyens à la médication révulsive et à la médication dérivative. Des autres médications par le phosphore (1), l'iodoforme (2), les mercuriaux et l'iodure de potassium, ces deux dernières sont les seules qui aient quelque action sur le nerf optique.

Mais, « dans les cas désespérés actuellement complétement inaccessibles à nos ressources thérapeutiques (3) », il semble qu'on puisse recourir à l'opération préconisée par M. de Wecker pour la névrite, et qui consiste à aller débrider la gaîne du nerf optique, dans le but au-

(1) Greenway (*Brit. med. J.*, 1884).

(2) Milsson (*Brit. med. J.*, 1885).

(3) *Traité*, t. IV, p. 416.

trefois de combattre l'étranglement, dans le but aujourd'hui de faire une « désinfection locale » et un « drainage cérébral. »

Quand les phénomènes inflammatoires ont disparu, le traitement à instituer doit s'adresser d'abord à l'état général.

De plus, comme médicaments internes, les mercuriaux et l'iodure doivent être continués ; on pourrait peut-être essayer la thébaïne, préconisée dans l'atrophie par M. Bono (1).

L'état atrophique est favorablement influencé par la strychnine (2) et la pilocarpine (3) données en injection hypordermique dans le voisinage de la lésion.

On pourrait peut-être, mais ce n'est qu'une hypothèse, étendre aux atrophies méningitiques le traitement institué par Galezowski pour les papilles ataxiques, soit par les injections de cyanure d'or, de platine et d'argent (4), soit par les injections d'antipyrine (5). Ces dernières s'accompagnent d'une ischémie momentanée, rapidement suivie d'une réaction caractérisée par la dilatation des vaisseaux, la suractivité de la circulation et l'amélioration de la vision.

Comme nous le disions plus haut, à la période atrophique l'indication est de conserver et de ranimer la vitalité des éléments non encore complétement détruits.

Pour remplir cette indication, il faut s'adresser à l'électricité. Le traitement électrique présente comme contre-indication absolue l'existence d'un état inflammatoire des méninges. C'est sous forme de courants continus que l'électricité est donnée, et ils sont surtout indiqués dans l'atrophie où il y a ischémie (6). « En détail, voici comment on devra procéder : d'abord, direction transversale du courant par les

(1) *Soc. italienne d'oph.* Turin, sept. 1887.

(2) Bacchi, *Trait. des atrophies* (*Bull. des Quinze-Vingts* juillet-septembre 1884).

(3) Mac Keown (*Brit. med. J.*, p. 90, nov. 1884).

(4) *Annal. d'ocul.*, p. 269, 1884.

(5) *Acad. de méd.*, mars 1888, et *Gaz. hebd.*, n° 17.

(6) Gillet de Grandmond, *de l'Action des courants électriques continus*, etc. Paris, 1883.

tempes, pour atteindre le nerf optique dans l'orbite, en alternant la direction du courant; ensuite, direction longitudinale de la nuque aux paupières fermées. Si la névrite prédomine, il faut, de préférence, appliquer le pôle positif sur l'œil; le pôle négatif restera stable, mais d'une manière tout à fait passagère. Si l'atrophie a déjà commencé, le pôle négatif sera, de préférence, appliqué sur l'œil, après que le pôle positif aura parallèlement agi d'une façon stable et modérément labile. Enfin, galvanisation du sympathique, conformément à la méthode ordinaire; dès lors il faudra, par des expériences particulières, décider si chaque fois le pôle négatif doit être posé sur le ganglion supérieur, ou si parfois le pôle positif ne peut pas, lui aussi, rendre d'utiles services (1). » Ce traitement est fort long, il doit être prolongé deux ans. Les courants constants, tels que les emploie M. Bacchi (2), vont en augmentant depuis quatre couples (pile de Gaiffe modifiée), jusqu'à neuf et plus.

Les courants induits peuvent aussi être employés, et la petite fille de l'observation VI en a obtenu les meilleurs résultats.

Enfin citons, pour mémoire, l'élongation du nerf optique (3), qui a été pratiquée par M. de Wecker dans l'atrophie papillaire.

Pour nous résumer, disons que c'est surtout à l'électricité et à l'iodure de potassium qu'il faut s'adresser.

(1) Erb, *Traité d'électrothérapie*, p, 570; 1884.

(2) *Clinique des Quinze-Vingts*, 1884.

(3) Ribeiro dos Santos, *de l'Elongation du nerf optique comme traitement de l'atrophie papillaire* (*Arch. oph, de Lisboa*, 4° anno, n° 2).

Mme Serebrennicowa, *de l'Extension du nerf optique* (*Wratch*, n° 30, 1886).

CONCLUSIONS

I. — Les manifestations ophtalmoscopiques dans la méningite tuberculeuse sont très-fréquentes.

II. — Ces manifestations sont de deux ordres : troubles mécaniques ou inammatoires et tubercules de la choroïde.

III. — Les troubles ophtalmoscopiques méningitiques diffèrent de ceux des tumeurs cérébrales par leur moindre intensité.

IV. — Les lésions papillaires se présentent sous des formes très-diverses, depuis le simple œdème non inflammatoire jusqu'à l'inflammation et l'atrophie du nerf.

V. — Leur apparition s'explique de diverses manières ; mais les théories les plus admises sont celles de l'hydropisie des gaînes et celle des éléments microbiens.

VI. — Les symptômes ophtalmoscopiques constituent un excellen moyen de diagnostic dans la méningite.

VII. — Les altérations du fond de l'œil peuvent survivre à l'affection méningitique et évoluer.

VIII. — Dans ces derniers cas, le diagnostic de la cause est souvent difficile.

IX. — Les troubles méningitiques du fond de l'œil, même à la période atrophique, ne sont pas forcément fatals pour la vision ; le pronostic doit être établi avec la plus grande réserve.

X. — Le pronostic des tubercules choroïdiens serait plus grave, puisque leur présence pourrait indiquer une granulie ; mais le fait n'est point absolu.

XI. — L'électricité et l'iodure de potassium constituent les meilleurs moyens de traitement.

INDEX BIBLIOGRAPHIQUE

1862. E. Bouchut. — De la Méningite étudiée à l'ophtalmoscope (Gazette des hôpitaux).

1863. Liebreich. — Atlas d'ophtalmoscopie.

1864. Lancereaux.—De l'Amaurose liée à la dégénérescence des nerfs optiques dans les cas d'altération des hémisphères cérébraux (Arch. gén. de médecine.

1865. Wagner. — Trois cas de maladies du nerf optique produites par des altérations intra-crâniennes (Klin. Monatsb. f. Augenheilk., et Annal. d'ocul.).

— Bouchut. — Du Diagnostic des maladies du système nerveux par l'ophtalmoscope.

— Manz. — Des Névrites optiques par stase dans la méningite tuberculeuse (Klin. Monatsb. v. Zehender).

1866. Galezowski. — Études sur les altérations du nerf optique. Thèse de Paris.

1867. Bouchut. — Les Lésions de la rétine et du nerf optique produites par la méningite tuberculeuse et par toutes les maladies organiques du système nerveux (Congrès de Paris).

— Galezowski. — Sur les Altérations de la rétine et de la choroïde dans la diathèse tuberculeuse (Arch. gén. de médecine, septembre).

— Conheim.— Tubercules de la choroïde (Arch. v. Wirchow, mai).

— Leber et de Graefe.— Tubereule de la choroïde (Berliner Klinische Wochenschrift, 5 août).

1868. Bouchut. — Du Diagnostic de la méningite avec l'ophtalmoscope (Gaz. médicale).

— Rousseau. — Rétinites secondaires ou symptomatiques. Thèse de Paris.

Galezowski. — De la Névrite et de la Perinévrite optiques et de leurs rapports avec les affections cérébrales (Arch. gén. de méd.).

— ackson.—Un cas de maladie cérébrale avec double névrite optique (Med. Times and Gaz.).

1869. Bouchut. — Des Tubercules de la rétine et de la choroïde reconnus à l'ophtalmoscope.

1870. Knapp. — De la Voie par laquelle a lieu la transmigration dans les cas de névro-rétinite consécutive à un exsudat cérébral (Comptes rendus Soc. oph. améric).

Reynaud-Lacroze. — De la Névrite et de la Périnévrite optiques (Thèse de Paris).

Wecker et de Jaeger. — Atlas d'ophtalmoscopie.

1871. Flarer. — Du Développement de la névrite optique dans les affections cérébrales (Annali di ottalmologia, et Annal. d'oculistique).

1873. Pagenstecher. — Recherches anatomo-pathologiques sur les altérations inflammatoires des terminaisons intra-oculaires du nerf optique comme conséquence d'une maladie du cerveau (Ophtalmic Hospital Reports, t. VII).

Schmidt. — Sur la Névrite optique intra-oculaire due aux tumeurs cérébrales, avec œdème consécutif de la tunique du nerf optique (Congrès oph. Londres).

1874. Manz. — De Quelques Altérations présentées par le nerf optique pendant l'encéphalite (Soc. oph. d'Heidelberg).

Hock. — Ophtalmoscopische Befunde bei Meningitis basilaris der Kinder (Oestr. Jahr. f. Paed.).

Poncet. — Gaz. méd. de Paris, n° 9.

1875. Heinzel. — De la Valeur diagnostique de l'ophtalmoscopie dans les maladies intra-crâniennes des enfants (Jahresbericht für Kinderheilk.).

Pagenstecher et Genth. — Atlas d'anatomie pathologique oculaire.

1876. Bouchut. — Grand Atlas d'ophtalmoscopie.

— De l'Ophtalmoscopie dans les différentes espèces de méningites aiguës (Congrès de Bruxelles).

— Méningite tuberculeuse. Absence des symptômes caractéristiques. Neuro-rétinite. Tubercule de la choroïde (Gaz. des hôp.).

— Carie vertébrale et pachyméningite spinale. Méningite cérébrale consécutive. Thrombose des sinus de la dure-mère. Hydropisie de la gaîne vaginale du nerf optique. Neuro-rétinite. Thrombose des veines rétiniennes (Gaz. des hôp.).

Jaccoud et Labadie-Lagrave. — Article Méningite du Dict. de méd. et chir. prat.

Perrin (Maurice). — Article Choroïde du Dict. encyclopédique.

1877. Archambault. — Méninges (pathologie). Dictionnaire encyclopédique.

Jackson. — Observations sur les altérations de la vision dans les maladies du système nerveux (Opht. Hosp. Rep.).

PARINAUD. — Etude sur la névrite optique dans la méningite aiguë de l'enfance (Thèse de Paris).

1878. NORRIS. — De la Névrite optique considérée comme symptôme des maladies intra-crâniennes (Phil. Méd. Times).

SCHREIBER. — Des Modifications du fond de l'œil dans les maladies (Deut. Arch. f. Klin. med.).

DUJARDIN-BEAUMETZ. — Méningite tuberculeuse. Neuro-rétinite et tubercule de la choroïde. Guérison des symptômes (Soc. méd. des hôp., p. 256).

1879. WILBRAND et BUNWANGEN. — Sur la Névrite ascendante du nerf optique dans l'hydrocéphalie chronique, avec remarques sur la distribution des fibres nerveuses dans la rétine (Bresl. Th.).

BRAMWEL. — Méningite par propagation d'une otite. Névrite optique double (Edinb. med. J.).

PERRIN et PONCET. — Atlas d'ophtalmoscopie.

GOWERS. — Traité et Atlas d'ophtalmoscopie médicale.

NORRIS. — L'Ophtalmoscope dans les maladies du système nerveux.

O. BECKER. — Des Maladies des yeux en rapport avec les localisations cérébrales.

WARLOMONT et DUWEZ. — Article RÉTINE du Dict. encyclopédique.

TACHART. — Névrite optique double à la suite de méningite tuberculeuse. (Gaz. des hôp., n° 20).

1872, 1873, 1874, 1875, 1876, 1877, 1878, 1879. BOUCHUT. — Revues de cérébroscopie (Gazette des hôpitaux).

1880. A. ROBIN. — Troubles oculaires dans les maladies de l'encéphale (Th. d'agrégation).

1881. MAUTHNER. — Gehirn und auge. Wiesbaden, p. 551.

DUWEZ. — Nerf optique (pathologie), *in* Dictionnaire encyclopédique.

LEBER. — Des Rapports entre la névrite optique et les affections cérébrales (Congrès de Londres).

1882. NETTLESHIP. — Valeur des sympt. ocul. dans local. des mal. céréb. (Brit. méd. Journal, p. 1081, 2 décembre).

PANAS. — Article NERF OPTIQUE (Dict. de méd. et de chirurgie pratiques.

1880, 1881, 1883. BOUCHUT. — Revues de cérébroscopie (Paris médical).

1883. Walter EDMOUDS and LAWFORD. — La Cause immédiate de la névrite optique dans les affections intra-crâniennes (Oph. Soc., 10 mai).

DEUTSCHMANN. — Abcès du cerveau avec double stase papillaire. Méningite basilaire et périnévrite. Névrite optique interstitielle descendante (Arch. f. opht., XXIX, 1, p. 292).

1884. WORTMANN. — De la Méningite tuberculeuse (Jahrbuch für kinderheilkunde, Band XX, Heft 3).

— HENRY BOUCHUT. — Etudes d'ophtalmoscopie dans la méningite et dans les maladies cérébro-spinales. Thèse de Paris, 30 mai.

— CHANTEMESSE. — Etude sur la méningite tuberculeuse. Thèse de Paris, 14 février.

— WEBSTER. — Double Névrite optique à la suite d'une méningite chronique (Ann. of oph., décembre).

1885. BENSON.— Des Causes d'atrophie autres que le glaucome (Brit. med. J. p. 685).

BERGOUGNOUX.— Le Pronostic de l'atrophie papillaire (Thèse de Lyon, 21 février).

1886. PANAS.— Amaurose double déterminée par une méningite chronique de la base du cerveau (Semaine médicale, 27 novembre).

1887. TRUC et MASMEJEAN. — Premier Bulletin de la clinique ophtalmologique de Montpellier. Observation VIII (Montpellier médical, 2e s., t. IX).

COROENNE.— Atrophie unilatérale chez deux enfants, suite de troubles méningitiques mal caractérisés (Bull. de la clin. oph. des Quinze-Vingts, avril-juin).

DEUTSCHMANN. — La Névrite optique, plus particulièrement la papille étranglée et de ses rapports avec les affections cérébrales. Iena.

NETTLESHIP.— Sur Quelques Formes d'amblyopies congénitales et infantiles (The Royal Lond. opht. Hosp. Reports, XI, no 4, p. 353).

1888. DE WECKER.— Maladies du nerf optique du traité d'ophtalmoscopie de Wecker et Landolt.

MANZ.— De la Valeur symptomatique de la névrite optique (Treizième Réunion des neurologistes et médecins aliénistes du S.-O. de l'Allemagne. Fribourg, 9-10 juin).

TABLE DES MATIERES

Montpellier, Imprimerie centrale du Midi. — Hamelin frères.

www.ingramcontent.com/pod-product-compliance
Ingram Content Group UK Ltd.
Pitfield, Milton Keynes, MK11 3LW, UK
UKHW021202220726
13924UKWH00003B/1275

9 782019 964979